Dr. Keyur Dhruv

ANTIBIÓTICOS EM ODONTOPEDIATRIA

Dr. Keyur Dhruv

ANTIBIÓTICOS EM ODONTOPEDIATRIA

ScienciaScripts

Imprint

Cover image: www.ingimage.com

This book is a translation from the original published under ISBN 978-3-659-85896-3.

Publisher:
Sciencia Scripts
is a trademark of
Dodo Books Indian Ocean Ltd. and OmniScriptum S.R.L publishing group

120 High Road, East Finchley, London, N2 9ED, United Kingdom
Str. Armeneasca 28/1, office 1, Chisinau MD-2012, Republic of Moldova, Europe
Managing Directors: Ieva Konstantinova, Victoria Ursu
info@omniscriptum.com

Printed at: see last page
ISBN: 978-620-8-57028-6

Conteúdo

INTRODUÇÃO

"Por vezes, encontra-se o que não se está à procura"

(Sir Alexander Fleming)

A Biblioteca Nacional de Medicina dos EUA afirma que os antibióticos, medicamentos potentes que combatem as infecções bacterianas, podem salvar vidas quando utilizados corretamente. Os antibióticos impedem as bactérias de se reproduzirem ou matam-nas.

Antes que as bactérias se multipliquem e causem sintomas, o sistema imunitário do corpo consegue normalmente destruí-las. Temos glóbulos brancos especiais que atacam as bactérias nocivas. Mesmo que surjam sintomas, o nosso sistema imunitário consegue normalmente lidar com a situação e combater a infeção. No entanto, há ocasiões em que tudo isto é demasiado e é necessária a ajuda de antibióticos. Os antibióticos ou antibacterianos são um tipo de agentes antimicrobianos utilizados contra as bactérias no tratamento médico das infecções bacterianas. Podem matar ou inibir o crescimento das bactérias. Vários agentes antibióticos são também eficazes contra um certo número de fungos e protozoários e alguns são tóxicos para os seres humanos e os animais, mesmo quando administrados em doses terapêuticas.

Os antibióticos revolucionaram a medicina no século XX e, juntamente com a vacinação, levaram à quase erradicação de doenças como a tuberculose no mundo desenvolvido. A sua eficácia e o seu fácil acesso conduziram a uma utilização excessiva, especialmente na criação de animais vivos, levando as bactérias a desenvolver resistência. Esta situação conduziu a problemas generalizados de resistência antimicrobiana e aos antibióticos, ao ponto de levar a Organização Mundial de Saúde a classificar a resistência antimicrobiana como uma "ameaça grave que já não é uma previsão para o futuro, mas que está a acontecer neste momento em todas as regiões do mundo e tem o potencial de afetar qualquer pessoa, de qualquer idade, em qualquer país".

O termo antibiótico foi usado pela primeira vez em 1942 em artigos de jornal para descrever qualquer substância produzida por um microrganismo que é antagónica ao crescimento de outros microrganismos em alta diluição. A era da quimioterapia antibacteriana começou com a descoberta da arsfenamina, sintetizada pela primeira vez por Alfred Bertheim e Paul Ehrlich em 1907, utilizada para tratar a sífilis. O primeiro antibiótico sistemicamente ativo, o prontosil, foi descoberto em 1933 por Gerhard Domagk, tendo-lhe sido atribuído o Prémio Nobel de 1939.

O sucesso da terapia antimicrobiana com compostos antibacterianos depende de vários factores. Estes incluem os mecanismos de defesa do hospedeiro, a localização da infeção e as propriedades farmacocinéticas e farmacodinâmicas do antibacteriano. A atividade bactericida dos antibacterianos pode depender da fase de crescimento bacteriano, e requer frequentemente uma atividade metabólica contínua e a divisão das células bacterianas." Estes resultados baseiam-se em estudos laboratoriais e, em contextos clínicos, também se demonstrou que eliminam a infeção bacteriana. 10,12 Uma vez que a atividade de um antibacteriano depende frequentemente da sua concentração, a caraterização in vitro da atividade antibacteriana inclui normalmente a determinação da concentração inibitória mínima e da concentração bactericida mínima de um antibacteriano. 10,14 Para prever os resultados clínicos, a atividade antimicrobiana de um antibacteriano é geralmente combinada com o seu perfil farmacocinético, sendo utilizados vários parâmetros farmacológicos como marcadores da eficácia do medicamento."[15, 16] A utilização excessiva de antimicrobianos é dispendiosa, potencialmente tóxica e uma prática que contribui para as pressões ecológicas selectivas que favorecem o aparecimento de organismos resistentes aos medicamentos."

A necessidade e o tipo de terapia antibiótica selecionada devem ser cuidadosamente determinados em casos de infeção oral crónica ou aguda grave de origem odontogénica. A escolha do agente dependerá do local da infeção, do tipo de microrganismos presentes e da gravidade do processo infecioso[13].

Na maioria das situações clínicas, o médico tem de assumir a natureza do microrganismo infetante e, em seguida, iniciar a terapêutica antimicrobiana. Muitas vezes, a terapêutica antibiótica não consegue curar uma determinada doença devido à resistência aos medicamentos, à presença de um corpo estranho, a toxicidades, etc. O incumprimento é a principal razão para o fracasso da terapêutica antibiótica.

Várias infecções que envolvem os dentes e a cavidade oral podem tornar-se bastante graves e até mesmo fatais se não forem devidamente tratadas. Por isso, um dentista deve ser discreto ao prescrever quaisquer antimicrobianos a um doente com historial de alergias múltiplas ou asma grave.

Assim, a dissertação aborda não só os antibióticos e a sua importância em odontopediatria, mas também vários agentes quimioterapêuticos que são utilizados como anti-infecciosos e o seu papel, tendo em conta os factores que afectam as interações fármaco-patógeno-hospedeiro, que incluem o respeito pela saúde básica do doente e a apreciação da terapia antibiótica. Os antibióticos em odontopediatria desempenham um papel importante, especialmente na eliminação de infecções orais. A terapia antibiótica em crianças requer principalmente uma monitorização adequada da dose, dependendo da idade, do peso e do tipo de infecções. Assim, é mais importante não só curar a criança da infeção, mas também dar tempo para a defesa normal do hospedeiro e eliminar os microrganismos, de modo a obter controlo sobre a propagação.

HISTÓRIA

Olhando para trás na história das doenças humanas, as doenças infecciosas representaram uma proporção muito grande das doenças no seu conjunto. [th]Só na segunda metade do século XIX é que se descobriu que os microrganismos eram responsáveis por uma série de doenças infecciosas que afligiam a humanidade desde a antiguidade.

[th]Antes do século XX, o tratamento das infecções baseava-se no folclore medicinal. As misturas com propriedades antimicrobianas eram utilizadas no tratamento de infecções há 2000 anos. Muitas culturas antigas, incluindo os egípcios e os gregos antigos, utilizavam fungos especiais e extractos de plantas para tratar infecções". Foram encontrados vestígios de tetraciclina, por exemplo, no seu esqueleto, uma vez que estavam expostos a materiais contendo tetraciclina na sua dieta. 2021 Mesmo nos antigos romanos, os seus esqueletos encontrados no Oásis de Dakhleh, no Egito, revelaram exposições a antibióticos durante a realização de um estudo histológico. Os vestígios de exposição a outros antibióticos em populações antigas são muito mais difíceis de detetar, e apenas os costumes sobreviventes e as provas anedóticas podem apontar para estas ocorrências. Por exemplo, anedotas sobre propriedades semelhantes a antibióticos de solos vermelhos na Jordânia, que eram usados historicamente e ainda hoje são usados como uma alternativa barata a produtos farmacêuticos para tratar infecções cutâneas, levaram à descoberta de várias bactérias produtoras de antibióticos e à produção concomitante de antibióticos nesses solos. As bactérias actinomicetas isoladas destes solos produziram actinomicina C2 e actinomicina C3, que são antibióticos polipeptídicos que se ligam a uma conformação de ADN pré-fundido presente no complexo transcricional[24] e, como tal, têm muito poucas hipóteses de serem preservados em amostras antigas. Os herboristas chineses utilizaram durante anos extractos de plantas de Artemisia como potentes medicamentos anti-maláricos.[25]

A era moderna da doença infecciosa começou com a primeira visualização dos micróbios por Anton van Leeuwenhoek em 1683, as "animículas" da placa dentária escarificada da gengiva e morta com sal (a primeira quimioterapia periodontal). Em 1848, Ignaz Semmelweiss introduziu uma técnica cirúrgica limpa. Em 1854, John Snow demonstrou a relação entre a cólera e a água potável.

Em 1860, Louis Pastuer utilizou pela primeira vez a palavra "germe" para designar entidades vivas que produziam doenças, e Joseph Lister utilizou o ácido carbólico para desinfetar feridas. Na década de 1870, Robert Koch provou a causa bacteriana do carbúnculo e da tuberculose e, na década de 1880, Pastuer desenvolveu vacinas contra o carbúnculo e a raiva. Em 1891, Paul Ehrlich demonstrou que os anticorpos eram responsáveis pela imunidade. Em 1897, Ivanowski e Beiternick descobriram os vírus, [26]

A moderna "era dos antibióticos" começa com os nomes de Paul Ehrlich e Alexander Fleming. Em 1928, Alexander Fleming observou o mesmo efeito numa placa de Petri, onde várias bactérias causadoras de doenças foram mortas por um fungo do género Penicillium. Fleming postulou que o efeito era mediado por um composto antibacteriano a que chamou penicilina, e que as suas propriedades antibacterianas podiam ser exploradas para quimioterapia. Inicialmente, caracterizou algumas das suas propriedades biológicas e tentou utilizar uma preparação rudimentar para tratar algumas infecções, mas não conseguiu prosseguir o seu desenvolvimento sem a ajuda de químicos qualificados. 27,28 A ideia de Ehrlich de uma "bala mágica" que visasse seletivamente apenas os micróbios causadores de doenças e não o hospedeiro baseava-se na observação de que a anilina e outros corantes sintéticos, que começaram a estar disponíveis nessa altura, podiam corar micróbios específicos mas não outros. Ehrlich argumentou que poderiam ser sintetizados compostos químicos capazes de exercer toda a sua ação exclusivamente sobre o parasita alojado no organismo. Esta ideia levou-o a iniciar, em 1904, um programa de rastreio sistemático e em grande escala para encontrar um medicamento contra a sífilis, uma doença endémica e quase incurável na altura. Esta doença sexualmente transmissível, causada pela espiroqueta treponema pallidum, era habitualmente tratada com sais de mercúrio inorgânicos, mas o tratamento tinha efeitos secundários graves e pouca eficácia. No seu laboratório, juntamente com o químico Alfred Bertheim e o bacteriologista Sahachiro Hata, sintetizaram centenas de derivados organoarsénicos de um fármaco altamente tóxico, o Atoxyl, e testaram-nos em coelhos infectados com sífilis. Em 1909, descobriram o sexto composto da 600ª série testada, assim numerado 606, que curava os coelhos infectados com sífilis e se mostrava significativamente promissor para o tratamento de doentes com esta doença venérea em ensaios limitados em seres humanos. [29]

Apesar do fastidioso procedimento de injeção e dos efeitos secundários, o medicamento, comercializado pela Hoechst com o nome de Salvarsan, foi um grande sucesso e, juntamente com um Neosalvarsan mais solúvel e menos tóxico, gozou do estatuto de medicamento mais frequentemente prescrito até à sua substituição pela penicilina na década de 1940. 30 Surpreendentemente, o modo de ação deste medicamento com 100 anos ainda é desconhecido e a controvérsia sobre a sua estrutura química só foi resolvida recentemente.

A abordagem de rastreio sistemático introduzida por Paul Ehrlich tornou-se a pedra angular das estratégias de pesquisa de fármacos na indústria farmacêutica e resultou na identificação de milhares de fármacos, que foram transpostos para a prática clínica, incluindo, evidentemente, uma variedade de fármacos antimicrobianos. Nos primórdios da investigação sobre antibióticos, esta abordagem levou à descoberta de medicamentos à base de sulfa, nomeadamente a sulfonamidocrisoidina, que foi sintetizada pelos químicos da Bayer Josef Klarer e Fritz Mietzsch e testada por Gerhard Domagk quanto à sua atividade antibacteriana numa série de doenças." No entanto, o Prontosil parecia ser um precursor do medicamento ativo e a sua parte ativa, a sulfanilamida, não era patenteável, uma vez que já era utilizada na indústria dos corantes há alguns anos. Como a sulfanilamida era barata de produzir e não estava protegida por patente, e a parte ativa da sulfanilamida era fácil de modificar, muitas empresas iniciaram posteriormente a produção em massa de derivados da sulfonamida. O legado deste antibiótico mais antigo no mercado reflecte-se possivelmente num dos casos mais amplamente disseminados de resistência aos medicamentos: a resistência às sulfas. Além disso, uma vez estabelecida a resistência às sulfas num elemento genético móvel, pode ser difícil eliminá-la porque a construção resultante confere uma vantagem de aptidão ao hospedeiro, mesmo na ausência de seleção antibiótica. Apesar disso, muitos derivados continuamente modificados desta classe mais antiga de antibióticos sintéticos continuam a ser uma opção viável para a terapia, e a ação e resistência à sulfanilamida é um dos melhores exemplos da corrida ao armamento entre o homem e os micróbios. Duas outras classes de antibióticos sintéticos bem sucedidos na utilização clínica são as quinolonas, como a ciprofloxacina, e as oxazolidinonas, como a linezoild. [34]

Provavelmente, muitos de nós conhecem o acontecimento algo fortuito de 3 de setembro de 1928 que levou à descoberta da penicilina por Alexander Fleming. Embora as propriedades antibacterianas dos fungos fossem conhecidas desde a antiguidade e, antes dele, os investigadores tivessem feito observações semelhantes sobre a atividade antimicrobiana do Penicillium, foi a sua formidável persistência e a sua crença na ideia que fizeram a diferença. Durante 12 anos após a sua observação inicial, Alexander. Fleming tentou que os químicos se interessassem pela resolução dos problemas persistentes de purificação e estabilidade da substância ativa e forneceu a estirpe de Penicillium a quem a solicitasse. Acabou por abandonar a ideia em 1940, mas, felizmente, no mesmo ano, uma equipa de Oxford liderada por Howard Florey e Ernest Chain publicou um artigo que descrevia a purificação da penicilina em quantidades suficientes para testes clínicos. O seu protocolo acabou por conduzir à produção e distribuição em massa da penicilina em 1945. O método de rastreio de Alexander Fleming, que utiliza zonas de inibição em relvados de bactérias patogénicas na superfície de placas de ágar-médio, exigia muito menos recursos do que qualquer teste em modelos de doenças animais, pelo que passou a ser amplamente utilizado em rastreios em massa de microrganismos produtores de antibióticos por muitos investigadores do meio académico e da indústria. Alexander Fleming foi também um dos primeiros a alertar para a potencial resistência à penicilina se esta fosse utilizada em quantidade insuficiente ou por um período demasiado curto durante o tratamento.

No entanto, muitos desconhecem o facto de que a primeira utilização hospitalar de um medicamento que hoje designamos por antibiótico foi a chamada Piocianase preparada por Emmerich e Löw a partir de Pseudomonas aeruginosa (anteriormente Bacillus pycyaneus). É importante notar que Emmerich e Löw verificaram que a bactéria, bem como os extractos preparados, eram activos contra várias bactérias patogénicas, pelo que tentaram utilizar o extrato para o tratamento de várias doenças. Como os resultados destes tratamentos não eram consistentes e a própria preparação era bastante tóxica para os seres humanos, o tratamento acabou por ser abandonado. Investigações posteriores confirmaram a produção de substâncias antibióticas por Pseudomonas aeruginosa, que pareciam ser as moléculas quorum sensing, 2-alquil-4 quinolonas, nesta bactéria." Outra molécula quorum sensing da Pseudomonas aeruginosa, a N-(3-oxododecanoil) homoserina lactona, e o seu produto não formado enzimaticamente, 3-(1-hidroxidecilideno)-5-(2-hidroxietil)pirrolidina-2,4-diona, também apresentam actividades antibacterianas potentes.

A descoberta destes três primeiros antimicrobianos, o Salvarsan, o Prontosil e a penicilina, foi exemplar, uma vez que estes estudos estabeleceram os paradigmas para a investigação futura na descoberta de medicamentos. Os caminhos, seguidos por outros investigadores, deram origem a uma série de novos antibióticos, alguns dos quais chegaram à cabeceira dos doentes. O período entre as décadas de 1950 e 1970 foi, de facto, a era dourada da descoberta de novas classes de antibióticos. Por conseguinte, com o declínio da taxa de descoberta, a abordagem principal para o desenvolvimento de novos medicamentos para combater a resistência emergente e reemergente dos agentes patogénicos aos antibióticos tem sido a modificação dos antibióticos existentes."

Linha do tempo dos antibióticos

- 1911-Arsfenamina, também conhecida por Salvarsan*2
- 1912-Neosalvarsan
- 1935-Prontosil (um precursor oral da sulfanilimida), a primeira sulfonamida
- 1936-Sulfanilimida
- 1938-Sulfapiridina
- 1939-Sulfacetamida
- 1940-Sulfametiazol
- 1942-Benzilpenicilina, a primeira penicilina
- 1942-Gramicidina S, o primeiro antibiótico peptídico
- 1942-Sulfadimidina
- 1943-Sulfamerazina
- 1944-Estreptomicina, o primeiro aminoglicosídeo*"
- 1947-Sulfadiazina
- 1948-Chlortetracycline, a primeira tetraciclina
- 1949 - Cloranfenicol, o primeiro anfenicol
- 1949-Neomicina
- 1950-Oxitetraciclina
- 1950-Penicilina G Procaína
- 1952-Eritromicina, o primeiro macrólido"
- 1954-Benzatina Penicilina
- 1955-Espiramicina
- 1955-Tetraciclinas
- 1955-Tianfenicol
- 1955- Vancomicina, o primeiro glicopeptídeo
- 1956-Fenoximetilpenicilina

- 1958-Colistina, a primeira polimixina
- 1958-Demeclociclina
- 1959-Virginiamicina
- 1960-Methicillin
- 1960-Metronidazol, o primeiro nitroimidazol
- 1961 - Ampicilina
- 1961-Espectinomicina
- 1961-Sulfametoxazol
- 1961-Trimetoprim, o primeiro inibidor da di-hidrofolato redutase
- 1962-Cloxacilina
- 1962-Ácido fusídico
- 1963-Fusafungina
- 1963-Limeciclina
- 1964-Gentamicina
- 1964-Cefalotina, a primeira cefalosporina
- 1966-Doxiciclina
- 1967-Carbenicilina
- 1967-Rifampicina
- 1967-Ácido nalidíxico, a primeira quinolona
- 1968-Clindamicina, a segunda lincosamida
- 1970-Cefalexina
- 1971-Cefazolina
- 1971-Pivampicilina
- 1971-Tinidazol
- 1972 Amoxicilina
- 1972-Cefradina
- 1972-Minociclina
- 1972-Pristinamicina
- 1973-Fosfomicina
- 1974-Talampicilina

- 1975-Tobramicina
- 1975-Bacampicilina
- 1975-Ticarcilina
- 1976-Amikacin
- 1977-Azlocilina
- 1977-Cefadroxil
- 1977-Cefamandole
- 1977-Cefoxitina
- 1977-Cefuroxima
- 1977-Mezlocilina
- 1977-Pivmecillinam
- 1979-Cefaclor
- 1980-Cefmetazol
- 1980-Cefotaxime
- 1980-Cefsulodina
- 1980 - Piperacilina
- 1981-Co-Amoxiclav (Amoxicilina/Ácido clavulânico)
- 1981-Cefoperazona
- 1981-Cefotiam
- 1981-Cefsulodina
- 1981 Latamoxef
- 1981-Netilmicina
- 1982 - Apaicilina
- 1982-Ceftriaxona
- 1982-Micronomicina
- 1983-Cefmenoxima
- 1983-Ceftazidima
- 1983-Ceftizoxime
- 1983-Norfloxacina
- 1984-Cefonicida

- 1984-Cefotetan
- 1984-Temocilina
- 1985-Cefpiramida
- 1985-Imipenem/Cilastatina, o primeiro carbapenem
- 1985-Ofloxacina
- 1986 - Mupirocina
- 1986- Aztreonam
- 1986-Cefoperazona/Sulbactam
- 1986-Co-Ticarclav (Ticarcilina/Ácido clavulânico)
- 1987-Ampicilina/Sulbactam
- 1987-Cefixima
- 1987-Roxitromicina
- 1987-Sultamicilina
- 1987-Ciprofloxacina, a primeira fluoroquinolona de segunda geração
- 1987-Rifaximina, a primeira ansamicina
- 1988-Azitromicina
- 1988-Flomoxef
- 1988-Isepamicina
- 1988-Midecamicina
- 1988-Rifapentina
- 1988-Teicoplanina
- 1989-Cefpodoxima
- 1989-Enrofloxacina.
- 1989-Lomefloxacina
- 1989-Moxifloxacina
- 1990-Arbekacin
- 1990-Cefozidima
- 1990-Claritromicina.
- 1991-Cefdinir
- 1992-Cefetamet

- 1992 - Cefpirome
- 1992 - Cefprozil
- 1992-Ceftibuten
- 1992-Fleroxacina
- 1992-Loracarbef
- 1992-Piperacilina/Tazobactam
- 1992-Rufloxacina
- 1993-Brodimoprim
- 1993-Diritromicina
- 1993-Levofloxacina
- 1993-Nadifloxacina
- 1993-Panipenem/Betamipron
- 1993-Sparfloxacina
- 1994-Cefepima
- 1999-Quinupristina/Dalfopristina
- 2000-Linezolida, a primeira oxazolidinona
- 2001 - Telitromicina, a primeira cetolida
- 2003 - Daptomicina
- 2005 - Tigeciclina
- 2005-Doripenem
- 2009-Telavancina, o primeiro lipoglicopeptídeo
- 2010-Ceftarolina
- 2011-Fidaxomicina
- 2012-Bedaquilina
- 2013-Telavancina
- 2014-Tedizolid
- 2014-Dalbavancina

CLASSIFICAÇÃO

Existe uma vasta gama de antibióticos disponíveis para utilização em odontopediatria. Estes medicamentos podem ser classificados de várias formas diferentes. Os antibióticos são normalmente classificados com base no seu mecanismo de ação, estrutura química ou espetro de atividade. A maioria tem como alvo as funções bacterianas ou os processos de crescimento. Os que têm como alvo a parede celular bacteriana ou a membrana celular, ou que interferem com as enzimas essenciais das bactérias, têm actividades bactericidas. bacterianas Os que têm como alvo a síntese proteica são normalmente bacteriostáticos (com exceção dos aminoglicosídeos bactericidas). Uma outra categorização baseia-se na especificidade do seu alvo. Os antibióticos antibacterianos de "espetro estreito" visam tipos específicos de bactérias, como as bactérias Gram-negativas ou Gram-positivas, enquanto os antibióticos de largo espetro afectam uma vasta gama de bactérias. Após um hiato de 40 anos na descoberta de novas classes de compostos antibacterianos, foram introduzidas na utilização clínica quatro novas classes de antibióticos antibacterianos: lipopeptídeos cíclicos, glicilciclinas, oxazolidinonas. [46, 47]

Classificação

A. Mecanismo de ação

1. Inibem a síntese da parede celular: Penicilina, Cefalosporinas, Ciclosporina, Vancomicina, Bacitracina.
2. Provocam fugas das membranas celulares: Polipéptidos - Polimixina, Colistina, Bacitracina. Polienos - Anfotericina B, Nistatina, Hamicina.
3. Inibem a síntese proteica: Tetraciclinas, Cloranfenicol, Eritromicina, Clindamicina, Linezolida.
4. Causam erros de leitura do código do ARNm e afectam a permeabilidade: Aminoglicosídeos, Estreptomicina, Gentamicina.
5. Inibem a DNA girase: Fluoroquinolonas - Ciprofloxacina.
6. Interferem com a função do ADN: Rifampicina, Metronidazol.
7. Interferem na síntese de ADN: Acilovir, Zidovudina.
8. Interferem no metabolismo intermediário: Sulfonamidas, Sulfonas, PAS, Trimetoprim, Pirimetamina, Etambutol.

B. Tipo de ação

1. Principalmente bacteriostáticos: Sulfonamidas, Tetraciclinas, Cloranfenicol, Eritromicina, Etambutol, Clindamicina, Linezolida.
2. 2.Principalmente bactericidas: Penicilina, aminoglicosídeos, polipeptídeos, rifampicina, isoniazida, pirazinamida, cefalosporinas, vancomicina, ácido nalidíxico, ciprofloxacina, metronidazol, cotrimoxazol.

C. Espectro de atividade

1. Espectro estreito: Penicilina G, Estreptomicina, Eritromicina.
2. Amplo espetro: Tetraciclina, Cloranfenicol.

D. Estrutura química

1. Sulfonamidas e medicamentos afins: Sulfadiazina e outros, sulfonas - Dapsona (DDS), ácido paraaminosalicílico (PAS).
2. Diaminopirimidinas: Trimetoprim, Pirimetamina.
3. Quinolonas: Ácido Nalidíxico, Norfloxacina, Ciprofloxacina, Gatifloxacina, etc.
4. Antibióticos B-lactâmicos: Penicilinas, Cefalosporonas, Monobactâmicos, Carbapenemes.
5. Tetraciclinas: Oxitetraciclina, Doxiciclina.
6. Derivado do nitrobenzeno: Coranfenicol
7. Aminoglicosídeos: Estreptomicina, Gentamicina, Amicacina, Neomicina.
8. Antibióticos macrólidos: Eritromicina, Claritromicina, Azitromicina
9. Antibióticos lincosamida: Lincomicina, Clindamicina.
10. Antibióticos glicopeptídeos: Vancomicina, Teicoplanina
11. Oxazolidinona: Linezolida
12. Antibióticos polipeptídicos: Polimixina-B, Colistina, Bacitracina, Tirotricina
13. Derivados do nitrofurano: Nitrofurantoína, Furazolidona
14. Derivado do ácido nicotínico: Isoniazida, Pirazinamida, Etionamida
15. Nitroimidazóis: Metronidazol, Tinidazol
16. Antibióticos poliénicos: Nistatina, Anfotericina-B, Hamicina
17. Derivados azólicos: Miconazol, Clotrimazol, Cetoconazol, Fluconazol
18. 18.Outros: Rifampicina, espectinomicina, Sod. Fusidato, cicloserina, viomicina, etambutol, tiacetazona, clofazimina, griseofulvina.

E. Tipo de organismos contra os quais é principalmente ativo

1. Antibacterianos: Penicilinas, Aminoglicosídeos, Eritromicina
2. Antifúngicos: Griseofulvina, Anfotericina-B, Cetoconazol

3. Antivirais: Aciclovir, Amantadina, Zidovudina
4. Antiprotozoários: Cloroquina, Pirimetamina, Metronidazol
5. Anti-helmínticos: Mebendazol, pirantel, niclosamida, dietilcarbamazina

F. Antibióticos obtidos a partir de:

1. Fungos: Penicilina, Cefalosporina, Griseofulvina
2. Bactérias: Polimixina B, Colistina, Bacitracina, Tirotricina, Aztreonam
3. Actinomicetos: Aminoglicosídeos, Tetraciclinas, Cloranfenicol, Macrólidos, Polienos.

G. Classificação da penicilina

1. Penicilina natural: Penicilina G, Penicilina V
2. Penicilina resistente à penicilinase: Cloxacilina, Dicloxacilina, Meticilina, Nafcilina, Oxacilina
3. Aminopenicilinas: Amoxicilina, Amoxicilina/Clavulanato, Ampicilina/Sulbactam, Bacampicilina
4. Carboxipenicilinas: Carbenicilina, Ticarcilina, Ticarcilina/Clavulanato
5. Ureidopenicilinas e piperazina: Mezlocilina, Piperacilina, Piperacilina/Tazobactam

H. Classificação das cefalosporinas

1. Primeira geração: Cefadroxil, Cefazolina, Cefalexina, Cefalotina, Cefapirina, Cefradina.
2. Segunda geração: Cefaclor, Cefamandole, Cefmetazole, Cefonicid, Cefotetan, Cefoxitin, Cefprozil, Cefuroxime, Loracarbef.
3. Terceira geração: Cefdinir, Cefixime, Cefoperazone, Cefotaxime, Cefpodoxime, Ceftazidime, Ceftibuten, Ceftizoxime, Ceftriaxone.
4. Quarta geração: Cefepima.

I. Classificações das tetraciclinas

1. Ação curta: Tetraciclina HCL, oxitetraciclina HCL
2. Ação intermédia: Demeclociclina

3. De ação prolongada: Hiclato de doxiciclina, Doxiciclina cálcica, Doxiciclina mono-hidratada, Minociclina, Minociclina HCL

J. Classificação dos macrólidos

1. Azitromicina, Claritromicina, Dirtromicina, Eritromicina base, Eritromicina estolato, Eritromicina estearato, Eritromicina etilsuccinato, Eritromicina lactobionato, Eritromicina gluceptato, Troleandomicina.

K. Classificação das fluoroquinolonas[53]

1. Primeira geração: Ácido nalidíxico
2. Segunda geração: Ciprofloxacina, Enoxacina, Levofloxacina, Lomefloxacina, Nowfloxacina, Ofloxacina.
3. Terceira geração: Gatifloxacina, Moxifloxacina, Esparfloxacina
4. Quarta geração: Trovafloxacina (alatrovafloxacina), Gemifloxacina.

L. Classificação dos medicamentos antimicobacterianos

1. Isoniazida, Rifampicina, Pirazinamida, Etambutol, Estreptomicina, Amicacina, Ofloxacina, Ciprofloxacina.

M. Classificação dos medicamentos antivirais".

1. Análogos de nucleósidos: Aciclovir, Adefovir, Entecavir, Famciclovir, Ganciclovir, Penciclovir, Ribavirina, Valaciclovir, Valganclovir
2. Análogo de nucleótidos: Cidoclovir
3. Análogo de pirofosfato: Foscanet
4. 10- análogo do anel de carbono: Amantadina, Rimantadina
5. Proteína recombinante: Interferão alfa, Peginetrferão alfa-2a
6. Inibidores da neuramidase: Oseltamivir, Zanamivir
7. Anticorpos monoclonais: Palivizumab

CONSIDERAÇÕES FARMACOLÓGICAS DO MEDICAMENTO EM CRIANÇAS

Os bebés e as crianças são muito diferentes dos adultos em termos de perspectivas sociais, psicossociais, comportamentais e médicas. Há mais de 100 anos, o Dr. Abraham Jacobi, o pai da pediatria americana, reconheceu a importância e a necessidade de uma farmacoterapia adequada à idade quando escreveu: "A pediatria não lida com homens e mulheres em miniatura, com doses reduzidas e a mesma classe de doenças em corpos mais pequenos, mas tem o seu próprio alcance e horizonte independentes."[56] À medida que o nosso conhecimento do crescimento e desenvolvimento normais aumentou nas últimas décadas, também aumentou o nosso reconhecimento de que as alterações do desenvolvimento afectam profundamente as respostas aos medicamentos e produzem a necessidade de ajustamentos das doses em função da idade. Antes da integração da farmacologia do desenvolvimento na tomada de decisões clínicas e terapêuticas, eram recomendadas várias abordagens para determinar as doses de medicamentos pediátricos (por exemplo, fórmulas como a regra de Young e a regra de Clark). Algumas destas abordagens utilizam pontos de idade discretos, enquanto outras utilizam princípios alométricos (ou seja, baseados no tamanho relativo do corpo) que geralmente assumem que existem relações lineares previsíveis entre a massa (por exemplo, massa celular e peso corporal) e a área de superfície corporal entre bebés, crianças, adolescentes e adultos". Assim, as abordagens de dosagem simplificadas não são adequadas para individualizar as doses dos medicamentos ao longo da infância. [58]

Como resultado, a utilização de equações de dosagem foi amplamente substituída pelo ajuste (ou normalização) da dose do medicamento em função do peso corporal ou da área de superfície corporal. Embora essas diretrizes sejam geralmente adequadas para iniciar a terapêutica, podem ser insuficientes quando se trata de tratamento continuado ou a longo prazo, uma vez que a terapêutica de manutenção deve ser individualizada com base nas diferenças de desenvolvimento na farmacocinética, farmacodinâmica ou ambas. Assim, o fornecimento de uma terapia medicamentosa segura e eficaz para crianças requer uma compreensão e integração fundamentais do papel da ontogenia na disposição e ação dos medicamentos.

Muitas diferenças fisiológicas entre crianças e adultos podem resultar em alterações relacionadas com a idade na farmacocinética e farmacodinâmica. Factores como o pH gástrico e o tempo de esvaziamento, o tempo de trânsito intestinal, a imaturidade da secreção e a atividade da bílis e do líquido pancreático, entre outros, determinam a biodisponibilidade oral das populações pediátrica e adulta. As caraterísticas anatómicas, fisiológicas e bioquímicas das crianças também afectam a biodisponibilidade das outras vias de administração. Os principais factores que explicam as diferenças na distribuição dos medicamentos entre a população pediátrica e os adultos são a permeabilidade da membrana, a ligação às proteínas plasmáticas e a água corporal total.

A afirmação de que as crianças não são pequenos adultos é particularmente válida em farmacologia clínica pediátrica. A aplicação dos conhecimentos farmacocinéticos e farmacodinâmicos ao domínio pediátrico implica a compreensão do processo de maturação num organismo em constante mudança em todas as idades, desde os recém-nascidos prematuros até à adolescência.

A farmacocinética estuda a passagem dos fármacos pelo organismo, isto é, a libertação, a absorção, a distribuição, o metabolismo e a excreção. Por outras palavras, enquanto a farmacologia estuda o efeito dos medicamentos no organismo, a farmacocinética estuda os efeitos sofridos pelo medicamento quando em contacto com o organismo. A farmacodinâmica refere-se à relação entre a dosagem do medicamento e o seu efeito num determinado órgão ou sistema. As alterações anatómicas, fisiológicas e bioquímicas que ocorrem desde o nascimento afectam a farmacocinética/farmacodinâmica e, por conseguinte, a biodisponibilidade dos medicamentos.

Parâmetros farmacocinéticos

A concentração de um fármaco atingida após uma dose única depende do seu volume de distribuição, que por sua vez depende do volume do plasma e dos tecidos e das fracções de fármaco não ligado no plasma e nos tecidos. Após doses múltiplas, as concentrações médias no estado estacionário reflectem a dose e o intervalo de dosagem, a depuração e a biodisponibilidade. A depuração total baseia-se na soma das depurações parciais metabólicas e renais.

1. Absorção

São utilizados vários métodos para administrar medicamentos a crianças, sendo os mais comuns as vias extravasculares. Um agente terapêutico administrado por qualquer via extravascular tem de ultrapassar barreiras químicas, físicas, mecânicas e biológicas para ser absorvido. As alterações do desenvolvimento nas superfícies de absorção, como o trato gastrointestinal, a pele e a árvore pulmonar, podem influenciar a taxa e a extensão da biodisponibilidade de um fármaco. A maioria dos medicamentos é administrada por via oral a crianças. As alterações do pH intraluminal em diferentes segmentos do trato gastrointestinal podem afetar diretamente tanto a estabilidade como o grau de ionização de um fármaco, influenciando assim a quantidade relativa de fármaco disponível para absorção". Durante o período neonatal, o pH intragástrico é relativamente elevado (superior a 4), em consequência da redução da produção de ácido basal e do volume total de secreções gástricas. Assim, a administração oral de compostos ácido-lábeis, como a penicilina G, produz maior biodisponibilidade em neonatos do que em bebés e crianças mais velhas. [60]

2. pH gástrico

Ao nascer, o pH é praticamente neutro (6-8), depois desce para cerca de 1-3 nas primeiras 24 horas após o nascimento e, mais tarde, regressa gradualmente à neutralidade até ao 10º dia. ^[61, 62]A partir daí, volta a diminuir lentamente até atingir os valores do adulto. Aos três anos de idade, a quantidade de ácido gástrico excretado por quilograma de peso corporal é semelhante à excretada nos adultos, atingindo assim os mesmos valores de pH (2-3). Estas alterações iniciais não se verificam nos prematuros, que parecem ter pouco ou nenhum ácido livre durante os primeiros 14 dias de vida.[62] As diferenças de acidez gástrica podem afetar a dissolução e a absorção dos medicamentos:

Os fármacos ácido-lábeis, como a ampicilina, a eritromicina ou a amoxicilina, são absorvidos mais eficazmente quando administrados por via oral no neonato e no lactente do que no adulto. [64.65]

3. Esvaziamento gástrico

Em adultos normais, o esvaziamento gástrico é bifásico, uma primeira fase rápida (10-20 min) é seguida por uma fase exponencialmente mais lenta". No bebé pré-termo, o esvaziamento gástrico é lento e linear. Aproxima-se dos valores do adulto nos primeiros 6-8 meses de vida. [61.67] Seria de esperar que os fármacos pudessem ter uma melhor taxa de absorção nos lactentes jovens, devido ao contacto prolongado com a mucosa gastrointestinal secundário ao esvaziamento gástrico lento. No entanto, os dados sugerem que certos medicamentos, incluindo a amoxicilina, a rifampicina e o cloranfenicol, apresentam uma absorção retardada e incompleta em neonatos e lactentes pequenos, [68,69]

4. Trânsito intestinal

O efeito das alterações do desenvolvimento na absorção de medicamentos em bebés e crianças. O tempo de trânsito intestinal é prolongado nos recém-nascidos devido à motilidade e peristaltismo reduzidos, mas parece ser reduzido nos bebés mais velhos em resultado do aumento da motilidade intestinal. [70]

5. Administração intramuscular

A biodisponibilidade dos fármacos após injeção intramuscular depende da perfusão na área da injeção, da taxa de penetração do fármaco através do endotélio capilar e do volume aparente para o qual o fármaco foi distribuído. Vários factores fisiológicos distinguem os neonatos das crianças mais velhas e dos adultos. Em primeiro lugar, uma diminuição do fluxo sanguíneo para o músculo, que varia consideravelmente ao longo das primeiras 2-3 semanas de vida, menos massa muscular e uma maior proporção de água.[64,66] A administração intramuscular de fármacos não é fiável em recém-nascidos e a farmacocinética é imprevisível, embora, no caso de fármacos como os aminoglicosídeos e a ampicilina, o tempo necessário para atingir o pico de concentração seja comparável para bebés, crianças e adultos quando administrados por via intramuscular.[71,72]

6. Distribuição

Após a absorção, um fármaco é distribuído pelos vários compartimentos corporais de acordo com as suas propriedades físico-químicas, como o tamanho molecular, a constante de ionização e a solubilidade aquosa e lipídica relativa. Vários dos processos envolvidos na distribuição de fármacos são claramente diferentes em neonatos e bebés quando comparados com os adultos. Os factores, incluindo a ligação às proteínas plasmáticas e a partição da água, flutuam continuamente ao longo dos primeiros anos de vida, afectando assim a distribuição dos fármacos. Os espaços de água extracelular e total do corpo relativamente maiores em neonatos e lactentes jovens em comparação com os adultos, juntamente com as reservas adiposas que têm um rácio mais elevado de água para lípidos, resultam em níveis plasmáticos mais baixos de fármacos nestes compartimentos quando os fármacos são administrados com base no peso.[73]

7. Permeabilidade da membrana

Aquando do nascimento, a barreira hemato-encefálica (BHE) ainda não está completamente madura e os medicamentos podem ter acesso ao sistema nervoso central, com a consequente toxicidade. Esta maior permeabilidade neonatal permite, por sua vez, que alguns fármacos com baixa capacidade de penetração atinjam concentrações mais elevadas no cérebro do que as atingidas em crianças ou adultos, como foi descrito com a anfotericina B. Como o cérebro é desproporcionalmente grande em crianças pequenas, este fator, combinado com a imaturidade da BHE, leva a um volume adicional significativo para a partição química. O volume do sistema nervoso central (SNC) é relativamente grande nas crianças mais jovens e não se correlaciona bem com a área de superfície corporal (BSA) na população pediátrica, uma vez que o volume do SNC atinge 80-90% dos valores do adulto aos 4-6 anos de idade, mas a BSA só atinge os valores do adulto por volta dos 16-18 anos.[75]

8. Ligação às proteínas plasmáticas

A ligação dos compostos às proteínas plasmáticas depende da quantidade de proteínas de ligação disponíveis, do número de locais de ligação disponíveis, da constante de afinidade do fármaco para a(s) proteína(s) e da presença de condições fisiopatológicas ou de compostos endógenos que possam alterar a interação fármaco-proteína. Em geral, os fármacos ácidos ligam-se principalmente à albumina, enquanto os fármacos básicos se ligam às globulinas, a uma glicoproteína de 1 ácido (AAG) e às lipoproteínas. Frequentemente, a fração não ligada é mais elevada em neonatos e lactentes por várias razões. Em primeiro lugar, a concentração de proteínas de ligação pode ser reduzida.76 Além disso, estas proteínas são qualitativamente diferentes e têm geralmente capacidades de ligação inferiores, especialmente nos recém-nascidos. Além disso, os aumentos fisiológicos e patológicos das[76,77] concentrações plasmáticas de bilirrubina e de ácidos gordos livres estão frequentemente presentes no período neonatal. O aumento das concentrações de ácidos gordos não esterificados reduz a ligação ao fármaco, tal como acontece também com o aumento dos níveis de bilirrubina e de outras substâncias endógenas que se ligam competitivamente à albumina. A concentração de AAG, também baixa à nascença, aumenta ao longo do primeiro ano até atingir valores adultos.[79]

9. Água do corpo

Em bebés muito jovens, a água corporal total é elevada (80-90% do peso corporal (PC)) enquanto o teor de gordura é baixo (10-15% PC). A quantidade de água corporal total diminui para 55-60% na idade adulta. 75,7% O teor de água extracelular é de cerca de 45% nos recém-nascidos, e especialmente elevado nos recém-nascidos com baixo peso à nascença, em comparação com 20% na idade adulta.75 Estas alterações resultarão num volume de distribuição relativamente mais elevado de fármacos hidrossolúveis na população pediátrica do que na idade adulta, como a gentamicina (0,5-1,2 70 l/kg em recém-nascidos e lactentes e 0,2-0,3 l/kg em adultos).[70]

10. Secreção tubular

A capacidade de secreção tubular renal aumenta ao longo dos primeiros meses de vida, atingindo o nível adulto aproximadamente aos sete meses. Por conseguinte, a secreção tubular ativa demora um pouco mais a atingir os valores do adulto do que a filtração glomerular. A secreção tubular pode ser maior em crianças e adolescentes do que em adultos. Funcionalmente, o rim apresenta uma capacidade reduzida para excretar ácidos orgânicos fracos, como a penicilina, as sulfonamidas ou as cefalosporinas. A secreção tubular renal de doses elevadas de p-aminohipurato (PAH), um substrato para o sistema de transporte de aniões orgânicos predominante no rim, era apenas 20 a 30% dos valores do adulto ao nascimento e só se aproximava dos níveis do adulto aos sete a oito meses de idade. [50]

11. reabsorção tubular

A reabsorção tubular é geralmente um fenómeno passivo, especialmente importante com fármacos lipossolúveis não metabolizados. As concentrações da proteína de ligação ao retinol e da microalbumina na urina foram medidas como marcador do desenvolvimento e maturação tubular e glomerular renal, respetivamente. Os resultados sugerem que a permeabilidade glomerular e a reabsorção tubular são processos graduais e contínuos desde o nascimento até à adolescência, mas a fase chave da sua maturação pode situar-se entre um e três anos, respetivamente.

Assim, os processos farmacocinéticos como a absorção, a distribuição, o metabolismo e a excreção na população pediátrica são diferentes, em maior ou menor grau, dos dos adultos. O desvio depende ainda da idade da criança, tornando necessária uma classificação em: neonato, lactente, criança e adolescente. Em geral, os níveis de absorção, de ligação às proteínas plasmáticas, de metabolismo e de excreção das crianças são reduzidos, ao passo que o volume de distribuição é aumentado. No entanto, isto nem sempre é certo, uma vez que estes processos também dependem das caraterísticas do medicamento. Além disso, parte-se frequentemente do princípio de que a mesma concentração plasmática de um fármaco e/ou dos seus metabolitos na população pediátrica e nos adultos é responsável pelo mesmo efeito farmacológico. Esta afirmação está longe de ser correta devido à existência de metabolitos activos, caraterísticas diversas dos receptores (quantidade e afinidade) e concentração variável atingida no local de ação, bem como permeação membranar e ligação às proteínas plasmáticas diferentes. Todos estes factores podem explicar as diferenças farmacodinâmicas entre crianças e adultos e devem ser tidos em consideração na determinação da dose (mg/kg) para crianças, uma vez que, em função da idade, as doses caraterísticas dos fármacos podem ser maiores, menores ou semelhantes às doses dos adultos. As crianças não podem ser consideradas como adultos em miniatura e não se deve efetuar extrapolações a partir de dados de adultos, especialmente em tratamentos a longo prazo.

Farmacodinâmica

Os resultados obtidos em ensaios clínicos e em experiências com animais mostram que o desenvolvimento dos receptores leva a alterações na resposta aos medicamentos. A serotonina é um neurotransmissor que desempenha um papel importante nas perturbações comportamentais e psiquiátricas. A serotonina no cérebro diminui de forma constante com o aumento da idade. A resposta farmacodinâmica da dopamina, também um neurotransmissor importante, varia muito nos animais de ensaio recém-nascidos e adultos. Muitas perturbações neurológicas, psiquiátricas e comportamentais estão relacionadas com a dopamina. As respostas farmacodinâmicas dos medicamentos que estão a ser utilizados contra este tipo de perturbações podem apresentar diferenças significativas durante a infância. Principais factores que afectam a resposta do recém-nascido a um tratamento: Idade de gestação, idade cronológica, peso, fase de desenvolvimento, equilíbrio líquido-eletrólito, nível de perturbação nos sistemas e funções dos órgãos, presença de doenças coexistentes, acompanhamento de outros medicamentos.82

Dose do medicamento

O cálculo da dose de acordo com o peso corporal é uma forma preferida de medir a dose do bebé, especialmente utilizando a fórmula de Clark.

Fórmula de Clark:

Dose para lactentes Peso do lactente (kg)/ 72 x dose para adultos

Muitas experiências clínicas mostram que os cálculos da dose de acordo com a área de superfície (m^2) são mais adequados do que os que utilizam os pesos corporais pelo seu aspeto menos erróneo e, por conseguinte, preferido. O metabolismo respiratório, o volume sanguíneo, a quantidade de líquido extracelular, a velocidade de filtração glomerular e a circulação sanguínea renal estão entre os parâmetros fisiológicos que mostram uma forte correlação com a superfície corporal. A maioria destas funções tem um efeito direto na eliminação dos medicamentos. Uma vez que o metabolismo é mais rápido nas crianças, as doses nos bebés (por kg de peso) podem ser superiores às dos adultos, devido às funções renal e hepática mais baixas, e os bebés necessitam de intervalos mais longos entre os medicamentos do que as crianças e os adultos. Para que as crianças recebam doses adequadas, são necessários testes clínicos completos e estudos dos níveis sanguíneos do medicamento. Devido a determinadas razões éticas, é difícil efetuar estudos clínicos em crianças. Para além das razões éticas, o tamanho demasiado pequeno das amostras, que resulta numa ineficácia da determinação, a insuficiência do equipamento experimental específico para crianças e outros parâmetros variáveis num estudo a longo prazo contribuem para essas dificuldades. As regras de dosagem podem ser descritas como baseadas na idade, no peso ou na área de superfície corporal

Regra baseada na idade

As regras mais antigas utilizavam a idade como base. [th]Augsberger referiu-se à regra de Dilling (Idade / 20) como datando do século XIX. As mais utilizadas: Idade / 20 (4×idade) + 20 e idade / (idade + 12) A variação normal do peso com a idade (de 3rd a 97th percentis) é considerável, sendo menor na idade (+25% a -20% aos 10kg), e atingindo um máximo por volta dos 13 anos (+ 45% a 26% aos 40kgs). A consequência é que estas regras são muito pouco fiáveis.

Se o peso não estiver disponível, então (4age) + 20 fornece o melhor ajuste à curva BSA para crianças de tamanho normal.

Regras baseadas na ponderação

Diz-se que o Professor A.J. Clark, de Edimburgo, foi o primeiro a propor um regime proporcional ao peso para a terapia medicamentosa. A sua primeira regra foi a seguinte

[peso(lb) / 150] fração de uma dose para adultos.

A sua exatidão foi melhorada por Augsberger, que substituiu a multiplicação pela divisão e por 10, sugerindo:

[(1,5wt(kg) + 10] por cento da dose para adultos.

Cálculo da superfície corporal

A área de superfície corporal é recomendada como a principal base para a dose do medicamento, uma vez que a taxa de metabolismo ou redistribuição de um medicamento é proporcional à taxa metabólica que, por sua vez, reflecte as perdas de calor que, como para qualquer objeto quente, são geralmente proporcionais à área de superfície.

A primeira fórmula multidimensional para a área de superfície a ser amplamente utilizada foi proposta por DuBois e DuBois:

$$S = W^{0.425} \times H^{0.725} \times 71,84$$

Onde, S=Área de superfície (c * m ^ 2) W=Peso (kg) e H-Altura (cm).

Regra de Salisbury

É necessária uma regra que permita um cálculo de dosagem aproximadamente "correto", em vez de uma matemática complicada para atingir a exatidão académica, mas que não acerta.

Assim, supomos a seguinte regra nas crianças:

Menos de 30kg: peso×2

Mais de 30kg: peso+30

percentagem da dose para adultos.

Expresso de forma coloquial, isto é: "para obter a área de superfície corporal a partir do peso, abaixo de 30, duplique-a, acima de 30, adicione 30". A regra de Salisbury regista estas diferentes doses com precisão, eliminando assim a necessidade de recomendações de doses diferentes para idades diferentes. Estamos a utilizar esta regra há quase 10 anos. Tem-se revelado fácil de utilizar e não se registou qualquer evidência clínica de dosagem inadequada.

Há cerca de 90 anos, foi feita a seguinte sugestão: "Para a grande maioria dos medicamentos, o método de indicar a dosagem como tanto por quilograma deve ser abandonado." Esta sugestão tem sido repetida com frequência e, a fim de proporcionar uma alternativa satisfatória, a regra de Salisbury é que as crianças devem ter:

"menos de 30 kg, duplicar o peso corporal; mais de 30 kg, adicionar 30 ao peso corporal" percentagem da dose de um medicamento para adultos.

Outras fórmulas habitualmente utilizadas são

1. **Regra de Cowling:** baseia-se na idade da criança. Nesta fração da dose, que deve ser utilizada, obtém-se dividindo a idade do próximo aniversário por 24.

   Dose para crianças idade no próximo aniversário/24 x Dose para adultos

2. **Regra de Gabius:** indicou uma série de fracções da dose para adultos, que deviam ser utilizadas em diferentes idades. Assim, para uma criança de

   1 ano - 1 / 12th da dose para adultos

   2 anos - 1 / 8th da dose para adultos

   3 anos- 1 / 6th da dose para adultos

   4 anos- 1 / 4th da dose para adultos

   7 anos- 1 / 3rd da dose para adultos

14 anos- 1 / 2nd da dose para adultos

20 anos- 2 / 3rd da dose para adultos

21 anos - dose para adultos

3. **Regra "Bastedo**

Dose para crianças = Idade da criança + 3/30 da fração da dose para adultos

4. **Regra de Fried**

Dose para crianças Idade do bebé (em meses)/150 da fração da dose para adultos

5. **A regra de Catzel** oferece um guia seguro baseado na área de superfície corporal e expresso como uma percentagem da dose adulta de um doente.

Idade	% da dose para adultos
1	25
3	35
7	50
12	75

UTILIZAÇÃO PROFILÁCTICA DE ANTIBIÓTICOS

Nos últimos anos, tem-se verificado uma tendência crescente para reduzir a utilização generalizada de antibióticos para fins profilácticos e terapêuticos. Esta tendência baseia-se tanto em provas científicas crescentes como na experiência profissional reforçada. O desenvolvimento de estirpes resistentes de microrganismos, as dúvidas sobre a eficácia dos regimes profilácticos propostos, as possíveis reacções tóxicas e adversas aos antibióticos e a fraca adesão dos pacientes e dos dentistas levantaram questões sobre os riscos e os benefícios. Existe claramente uma tendência para cobrir apenas um número limitado de procedimentos dentários invasivos e isto em condições médicas menos numerosas e mais específicas. Atualmente, não existe um consenso claro entre os especialistas sobre a utilização de antibióticos em medicina dentária. Isto deve-se ao facto de faltarem frequentemente provas científicas das indicações. Estão disponíveis diferentes protocolos nacionais e internacionais, que são regularmente actualizados. Os médicos dentistas devem conhecer o protocolo a aplicar nos seus doentes e devem aplicar as diretrizes, mas, mais importante ainda, deve ter-se em conta que as recomendações apresentadas aqui ou noutros protocolos não se destinam a substituir o julgamento clínico.

Em medicina dentária, os antibióticos são utilizados principalmente para os seguintes fins

1) Como adjuvantes na terapia da infeção orofacial.
2) Para prevenir a infeção local associada aos procedimentos dentários.
3) Para evitar a propagação de microrganismos orais para locais susceptíveis noutras partes do corpo.

A maior parte das infecções orofaciais agudas são de origem odontogénica e a maioria delas é autolimitada, podendo drenar espontaneamente. O tratamento da infeção segue dois princípios básicos: remoção da causa e drenagem e desbridamento locais. O reconhecimento e o tratamento precoces da infeção orofacial aguda e o acompanhamento cuidadoso da resolução da infeção são fundamentais, porque os doentes pediátricos podem ficar sistematicamente doentes num curto espaço de tempo. Se não forem tratadas, as infecções locais podem levar à disseminação da infeção para a parte superior ou inferior da face. Pode ocorrer obstrução das vias respiratórias no caso de infecções da face inferior. Há vários princípios que devem ser tidos em conta ao prescrever antibióticos a um doente pediátrico, tais como

- Avaliação dos resultados clínicos/laboratoriais relativos aos medicamentos utilizados,
- Confirmação da idade do doente, do seu peso corporal e do regime de dosagem; identificação das discrepâncias na absorção, distribuição, metabolismo e excreção dos medicamentos entre os lactentes e as crianças,
- Escolher o tipo de dose e o regime mais adequados,
- Preparação de uma forma de dosagem estável e adequada, caso não esteja disponível uma embalagem comercial,

- Utilizar os medicamentos mais eficazes, mais seguros e de melhor sabor económico através de testes comparativos,
- Monitorizar os efeitos adversos e as reacções medicamentosas, reconhecendo os resultados indesejáveis para as crianças,
- Aplicar alterações nos medicamentos, na dose ou nos intervalos de dose, quando necessário,
- Comunicação regular com o doente e os seus familiares durante o tratamento. 84

Outros factores relacionados com o grupo etário pediátrico são

1. Crescimento e desenvolvimento

Dado que a infância é um período de crescimento e desenvolvimento contínuos, a administração de antibióticos em crianças pode causar anomalias neurológicas e físicas peculiares. Estas podem não ser imediatamente evidentes, mas tornam-se óbvias após uma administração a longo prazo. Especialmente porque o sistema nervoso central está em contínuo desenvolvimento, os antibióticos podem causar disfunção grave do neurodesenvolvimento. 5 A influência adversa mais conhecida dos medicamentos no desenvolvimento físico é a da tetraciclina, que forma o complexo tetraciclina-ortofosfato de cálcio e provoca displasia do esmalte, hipoplasia e descoloração dos dentes e disfunção no crescimento ósseo. As quinolonas podem causar artralgia reversível.[87]

2. Administração de medicamentos

A via oral é preferida para os doentes pediátricos. Um fator importante a ter em conta na administração oral é a relação com as refeições. No caso de antibióticos como a penicilina G, a ampicilina, a cloxacilina e a lincomicina, a absorção do medicamento diminui significativamente quando administrado com alimentos. A tetraciclina não deve ser administrada com leite, produtos lácteos ou alimentos que contenham cálcio e magnésio, que interferem com a absorção do medicamento. Existe uma forma líquida para a maioria das preparações e deve ser utilizada se o doente jovem não conseguir engolir o comprimido ou a cápsula. Os medicamentos administrados por via intravenosa parecem atingir rapidamente o local de ação. Depende da infusão de fluido intravenoso, do espaço morto do conjunto de infusão e do volume de fluido em que o medicamento é diluído. Uma vez que a maioria dos conjuntos de infusão intravenosa são fabricados para utilização em adultos, têm um grande espaço morto e a velocidade de infusão nas crianças é lenta. A injeção intramuscular pode ser utilizada quando não existe uma via venosa acessível, mas o local de injeção deve ser escolhido com precaução. Há uma série de factores que influenciam a taxa e a quantidade de absorção do medicamento quando se utiliza a via intramuscular. Especialmente nos doentes graves, a circulação sanguínea no local da injeção é muitas vezes deficiente e pode diminuir o efeito do medicamento administrado por via intramuscular.[90]

3. Prescrição

O sabor, o cheiro e a cor dos medicamentos não devem ser ignorados quando estes são receitados a crianças.

Protocolo de profilaxia antibiótica

Nos últimos anos, foram efectuadas várias alterações aos protocolos mais utilizados, que podem ser resumidas da seguinte forma: A administração intravenosa foi substituída pela administração oral, a dose oral foi reduzida de 3 para 2 gm de amoxicilina, a dose de acompanhamento foi descontinuada e a eritromicina foi substituída por outros antibióticos em alternativa à penicilina." Foi demonstrado que os isolados bacterianos recuperados em casos de bacteriemia após procedimentos cirúrgicos orais em crianças são susceptíveis à maioria dos antibióticos recomendados para a profilaxia antibiótica." Sempre que possível, devem ser utilizadas preparações sem açúcar quando são prescritos medicamentos líquidos, a fim de evitar o desenvolvimento de cáries dentárias.

Tabela 1. Regime de profilaxia antibiótica para crianças 4

Situação	Agente	Regime	Calendário
Oral	Amoxicilina	50mg / k * g	1 hora antes do procedimento
Incapacidade de tomar medicamentos orais	Ampicilina ou Cefazolina/ Ceftriax	50mg/kg IM ou IV 50mg / k * g IM ou IV	30 minutos antes do procedimento
Alérgico às penicilinas orais	Cefalexina ou Clindamicina ou Azitromicina/Claritromicina	50mg / k * g 20mg / k * g 15mg / k * g	1 hora antes do procedimento
Alérgico à penicilina	Cefazolina/ Ceftriaxona	50mg/kg IM ou IV	30 minutos antes do procedimento
Ou Ampicilina	OU		
E incapaz de tomar medicamentos orais	Clindamicina	20mg/kg IM ou IV	1 hora antes do procedimento

Medidas adicionais

- A manutenção de uma higiene oral óptima é uma medida adicional extremamente importante 95,96.
- A utilização de um enxaguamento oral contendo clorexidina 0,2% é eficaz na redução da carga bacteriana na cavidade oral."
- Deve ser dada especial atenção à persistência de focos necróticos. A este respeito, a prevenção de qualquer forma de doença oral (dentária) é extremamente importante nestes doentes.
- Os aparelhos ortodônticos fixos em acrílico albergam frequentemente níveis elevados de estreptococos viridans. Estes aparelhos não devem ser utilizados em doentes de alto risco. Os aparelhos removíveis precisam de ser limpos regularmente. Alguns autores aconselham a lavagem diária com uma solução anti-séptica durante o tratamento ortodôntico desses pacientes.

Situações específicas

- Quando são necessárias várias consultas para um tratamento dentário invasivo (que requer a administração de antibióticos) nestes doentes, é importante deixar intervalos entre as diferentes consultas suficientemente grandes para reduzir o risco de crescimento excessivo de microrganismos resistentes à penicilina na cavidade oral (9 a 14 dias) ou prescrever um antibiótico de uma classe diferente. [100]
- Os protocolos antibióticos comuns aplicados em crianças para o tratamento de otite média ou sinusite podem criar estirpes bacterianas resistentes a antibióticos (estreptococos orais). Este facto pode interferir com a eficácia da utilização dos protocolos propostos de profilaxia da endocardite com antibióticos (amoxicilina). 100 Nestas situações, é aconselhável mudar para uma classe diferente de antibióticos para fins profilácticos ou remarcar a consulta e adiar o procedimento dentário invasivo pelo menos até 9-14 dias após a interrupção da ingestão da medicação antibiótica.

Prevenção de infecções locais associadas a procedimentos dentários

As intervenções cirúrgicas na boca são efectuadas em circunstâncias limpas e contaminadas. Foi demonstrado que as taxas de infeção da ferida após extracções dentárias, cirurgia de terceiros molares e cirurgia ortognática são inferiores a 1%[101] Por conseguinte, a profilaxia antibiótica não está indicada nestas situações, a menos que o sistema imunitário do doente esteja comprometido. Continua a ser controverso se o uso profilático de antibióticos se justifica em doentes saudáveis em situações em que o local da cirurgia está altamente contaminado com microrganismos (por exemplo, na cirurgia periodontal). [102] Além disso, verificou-se que a extração de vários dentes sob anestesia geral provoca uma elevação da temperatura pós-operatória, possivelmente devido a bacteriemia. A utilização de antibióticos pode ser justificada, embora a necessidade seja controversa, [103, 104]

Um fator que pode sugerir a utilização de antibióticos é a inserção ou a presença de corpos estranhos, mais frequentemente implantes dentários. A maioria dos dados parece sugerir que a utilização de antibióticos pode diminuir a incidência de infeção quando corpos estranhos, como implantes dentários, são inseridos nos maxilares.

O autotransplante de dentes é normalmente efectuado sob profilaxia antibiótica. Nesta situação, os antibióticos são administrados com o objetivo de reduzir a incidência de reabsorção radicular. [105]

Quando são utilizados antibióticos profiláticos para prevenir a infeção local da ferida, o nível de antibiótico no plasma deve ser mais elevado do que quando são utilizados antibióticos terapêuticos. A recomendação habitual para a profilaxia é que o medicamento seja administrado numa dose pelo menos duas vezes superior à dose terapêutica habitual antes do início da cirurgia. [106] A menos que a cirurgia seja prolongada, recomenda-se uma dose única.

Prevenção da propagação de microrganismos orais para locais susceptíveis noutras partes do corpo

i. Bacteriemia dentária em crianças -Bacteriemia após procedimentos dentários

Vários estudos avaliaram a prevalência e a extensão da bacteriemia após diferentes procedimentos dentários, também em crianças. Foi demonstrado que a escovagem dos dentes por si só está associada a bacteriemia em mais de um terço das crianças. [107] O polimento e a limpeza dos dentes resultam em bacteriémia num número significativo de crianças. [108,107] O mesmo acontece com diferentes procedimentos de medicina dentária conservadora, como a colocação de diques de borracha e o posicionamento de bandas e cunhas matriciais, e com procedimentos ortodônticos, como a colocação e remoção de bandas ortodônticas, [110]

A extração de um único dente resulta em bacteriemia em 40 a 50% das crianças examinadas. 197 Os níveis mais elevados de bacteriemia são encontrados após a injeção intraligamentar de anestésico local (96,6% das crianças).

Em mais de 50% dos casos, são isolados estreptococos viridans. [107]

ii. Bacteriemia e complicações sistémicas

A questão de saber se uma bacteriemia significativa após intervenções dentárias justifica a administração profiláctica de antibióticos, mesmo em pacientes susceptíveis, permanece sem resposta, [102,112]

Um artigo recente mostrou que o tratamento dentário não era um fator de risco para o desenvolvimento de endocardite infecciosa. [113] A bacteriémia na sequência de procedimentos "quotidianos", como a escovagem dos dentes, parece ser igualmente ou mesmo mais importante. [112]

O nível de higiene oral influencia consideravelmente os níveis de bacteriémia. Por este motivo, uma higiene oral óptima pode ser mais importante na prevenção de complicações em consequência da bacteriemia do que qualquer regime antibiótico. [114]

A profilaxia antibiótica tem sido recomendada nas seguintes situações:

- Doentes em risco de desenvolver endocardite infecciosa
- Doentes com substituição de próteses articulares
- Doentes com cateteres, stents, shunts ou implantes
- Doentes com o sistema imunitário comprometido

Antibióticos profilácticos para doentes clinicamente comprometidos

A profilaxia antibiótica pode ser indicada se a infeção a prevenir for comum mas não fatal ou se for rara mas tiver uma taxa de mortalidade inaceitavelmente elevada. Os princípios da profilaxia antibiótica incluem o seguinte:

1) Devem existir rácios de risco e de custo-benefício satisfatórios, em que o benefício para o doente supere significativamente os riscos médicos e financeiros.
2) O antibiótico deve estar em concentrações elevadas no local alvo (sangue ou tecido) antes do início da bacteriémia ou da cirurgia.
3) Deve ser utilizada uma dose de carga de antibiótico (2 a 4 vezes a dose de manutenção).
4) O antibiótico escolhido deve ser ativo contra o único microrganismo mais provável de causar a infeção (a profilaxia antibiótica não é eficaz contra infecções polimicrobianas).
5) O antibiótico é continuado apenas enquanto a contaminação microbiana de ou de um local operatório continuar."

Prevenção da endocardite infecciosa

A endocardite infecciosa (anteriormente endocardite bacteriana aguda/subaguda) é uma alteração inflamatória e proliferativa das estruturas endocárdicas (frequentemente válvulas cardíacas) caracterizada pela formação de vegetações e causada por uma infeção com microrganismos. A reação resulta da colonização de uma lesão pré-existente onde ocorreu uma rutura do revestimento endotelial como consequência de um desenvolvimento anormal, de uma doença ou da presença de corpos estranhos. As anomalias e defeitos cardíacos congénitos e adquiridos predispõem o coração a lesões endoteliais. A endocardite infecciosa é uma doença com elevada morbilidade e uma mortalidade considerável.

Tabela 2. Doentes em risco de desenvolver endocardite bacteriana[116]

Risco elevado
• Válvulas cardíacas protésicas, incluindo válvulas bioprotésicas e de homoenxerto • Endocardite bacteriana anterior • Cardiopatia congénita cianótica complexa (por exemplo, transposição das grandes artérias, tetralogia de Fallot) • Condutas ou shunts pulmonares sistémicos construídos cirurgicamente
Risco moderado
• A maior parte das outras malformações cardíacas congénitas (que não as acima referidas) • Disfunção valvular adquirida (por exemplo, doença cardíaca reumática) • Cardiomiopatia de hipertrofia • Válvula mitral prolapsada com regurgitação valvular e/ou folhetos espessados

Continua a haver muita controvérsia sobre quais os procedimentos que requerem ou não profilaxia antibiótica. Os procedimentos dentários que requerem profilaxia antibiótica são extracções dentárias, procedimentos periodontais, incluindo cirurgia, destartarização, planeamento radicular e sondagem, colocação de implantes dentários, reimplantação de dentes, instrumentação endodôntica ou cirurgia para além do ápice do dente, colocação subgengival de fibras ou tiras de antibiótico, colocação inicial de bandas ortodônticas mas não de brackets, injecções intraligamentares de anestésico local e limpeza profiláctica de dentes ou implantes com hemorragia prevista. [117]

Tabela 3. Procedimentos dentários em que a profilaxia antibiótica é aconselhável em odontopediatria[118]

Procedimento	Doente em risco de profilaxia (SIM/ON)	Profilaxia - doente saudável (SIM/ON)
Agrafos para um isolamento absoluto do dique de borracha	SIM	NÃO
Anestesia intraligamentar	SIM	SIM
Extracções	SIM	SIM
Reparação dentária hemorrágica: colocação de talas e cunhas	SIM	NÃO
Colocação de bandas ortodônticas	SIM	NÃO
Tratamento pulpar em dentes decíduos e permanentes jovens	SIM	SIM
Remate de coroas hemorrágicas: decapagem, colocação de coroas pré-formadas	SIM	NÃO

As diretrizes revistas clarificaram quando a profilaxia antibiótica é/não é recomendada, ou seja [118]

1) Apenas um número extremamente reduzido de casos pode ser evitado através da profilaxia antibiótica.
2) A profilaxia antibiótica para procedimentos dentários é recomendada apenas para pacientes com doenças cardíacas subjacentes associadas ao maior risco de resultados adversos da endocardite bacteriana.
3) Para os doentes com estas condições cardíacas subjacentes, recomenda-se a profilaxia para todos os procedimentos dentários que envolvam a manipulação dos tecidos gengivais ou da região periapical dos dentes ou a perfuração da mucosa oral.
4) A profilaxia não é recomendada com base apenas no aumento do risco de aquisição de endocardite bacteriana ao longo da vida.[119]

SELECÇÃO DE ANTIBIÓTICOS

O objetivo do tratamento com antibióticos é utilizar a menor quantidade possível do agente mais eficaz contra o microrganismo causador da infeção. 120 É desejável escolher um agente com um espetro de atividade estreito e específico, com o menor número possível de efeitos adversos. A forma mais segura de determinar qual o antibiótico mais eficaz é isolar o organismo agressor com testes de cultura e de sensibilidade da área infetada, 121-124 No entanto, nem sempre é possível obter uma amostra não contaminada da parte doente, particularmente quando esta se encontra na boca (com a sua própria flora endémica diversificada). Além disso, haverá certos casos em que é prudente iniciar um curso imediato de terapia antimicrobiana. Nessas circunstâncias, o conhecimento do organismo mais provável tem um valor inestimável. 125 A duração da terapêutica medicamentosa deve prolongar-se pelo menos 5 dias após o ponto de melhoria substancial ou de resolução dos sintomas. A importância de completar um ciclo completo de terapia antibiótica deve ser enfatizada para o paciente. Se o antibiótico for interrompido prematuramente, as bactérias sobreviventes podem reiniciar uma infeção que pode ser resistente ao antibiótico original. [126]

Tabela 4. Tomada de decisão na seleção de antibióticos em pacientes pediátricos dentários

1	É mesmo necessário um antibiótico?
2	Correlacionar com o historial de medicamentos do doente
3	Identificar o organismo causador através de cultura e sensibilidade
4	Utilizar, na medida do possível, um antibiótico específico de espetro estreito
5	Decidir a via de administração do antibiótico
6	A duração e a dosagem adequadas do medicamento em função da gravidade da infeção

As vantagens da utilização de antibióticos são óbvias, mas as desvantagens devem ser objeto de igual atenção. Com cada utilização de antibiótico existe a possibilidade de

1. Sensibilização do doente para o medicamento
2. Reação de hipersensibilidade
3. Reação tóxica
4. O desenvolvimento de manchas de micróbios resistentes ao medicamento
5. Super infeção por outros organismos. [121-123,127,128]

O dentista deve sempre considerar se a utilização ou não utilização de um antibiótico constitui o maior perigo. [125] O antibiótico mais frequentemente prescrito é a penicilina ou um análogo, especialmente a amoxicilina. [129] No entanto, outros antibióticos de nova geração estão a ser mais utilizados devido à crença de que são mais eficazes e mais caros. Esta crença pode basear-se mais no marketing do que nos factos, uma vez que a sua eficácia não foi demonstrada em ensaios clínicos, [130]

Os antibióticos administrados por via oral que são eficazes contra as infecções odontogénicas incluem a penicilina, a clindamicina, a eritromicina, o cefadroxil, o medronidazol e a tetraciclina, 131,132 Estes antibióticos são eficazes contra os estreptococos (exceto o metronidazol) e os anaeróbios orais. A fenoximetilpenicilina (penicilina V) é a penicilina de eleição para as infecções odontogénicas. É bactericida e, embora o seu espetro seja relativamente estreito, é adequada para o tratamento de infecções odontogénicas. Para a profilaxia contra a endocardite associada a procedimentos dentários, a amoxicilina é o antibiótico de primeira escolha. A amoxicilina-clavulanato pode ser utilizada em casos selectivos, uma vez que tem a vantagem de manter a atividade contra os organismos produtores de ß-lactamase normalmente associados a infecções odontogénicas. Um medicamento alternativo para utilização em doentes alérgicos à penicilina é a clindamicina. Também é bacteriostática, mas a atividade bactericida é alcançada clinicamente com as doses habituais recomendadas. Os macrólidos mais recentes, claritromicina e azitromicina, também podem ser utilizados se a criança for alérgica à penicilina. A cefalosporina cefadroxil pode ser um medicamento útil quando é necessário um espetro antibacteriano mais alargado. O metronidatzole é útil apenas contra bactérias anaeróbias e deve ser reservado para situações em que se suspeite apenas de bactérias anaeróbias. As tetraciclinas têm uma utilização limitada em medicina dentária. Como as tetraciclinas podem provocar a descoloração dos dentes, não devem ser administradas a crianças com menos de 8 anos, mulheres grávidas e mães lactantes.

Quando é que os antibióticos são necessários no tratamento de uma infeção odontogénica?

Ao considerar a utilização de antibióticos em Odontopediatria, o clínico tem de ter em conta aspectos como:

- Qual é a gravidade da infeção quando a criança vai ao dentista?
- Qual é o estado das defesas do hospedeiro do doente? Uma criança saudável pode ser capaz de mobilizar as defesas do hospedeiro e necessitar de menos terapia antibiótica para resolver a infeção. Por outro lado, as crianças imunocomprometidas podem necessitar de uma terapêutica antibiótica vigorosa mesmo para infecções ligeiras.

Quando estes factores são ponderados, surgem as seguintes indicações para a utilização de antibióticos.

- Em caso de infeção aguda, se a infeção tiver um inchaço modesto, se tiver progredido rapidamente, se for uma celulite difusa com dor moderada a grave ou se a criança tiver febre[133.134.135] , a evidência apoiaria a utilização de antibióticos para além do tratamento do dente agressor.

- Infeção de quase qualquer tipo ou gravidade numa criança clinicamente comprometida.
- Presença de infeção que progrediu para espaços fascias extra-orais. Nestas situações, a infeção é suficientemente agressiva para se espalhar para além da boca, indicando que as defesas do hospedeiro são inadequadas para conter a infeção. Nos casos graves, a criança deve ser hospitalizada.
- Osteomielite
- Os antibióticos raramente são necessários em caso de traumatismo, mas em casos com lesões significativas dos tecidos moles ou dentoalveolares estão indicados como profilaxia contra a infeção. A cobertura antibiótica também deve ser dada quando um dente avulsionado é reimplantado, uma vez que a utilização de antibióticos sistémicos pode diminuir a incidência de reabsorção radicular externa. [136]
- Os doentes com periodontite juvenil localizada e outros tipos de periodontite de início precoce podem ser considerados para terapêutica antibiótica, embora não existam ensaios controlados e aleatórios que apoiem este ponto de vista. [137,138]

A terapêutica antibiótica não está indicada ou está mesmo contra-indicada noutras situações, como por exemplo

- Presença de um abcesso menor, crónico e bem localizado. Numa criança saudável, é frequente a extração do dente primário com abcesso ou a terapia de canal para um dente permanente (se for considerado importante salvá-lo) resolver o problema sem terapia antibiótica. Ao contrário das crianças saudáveis, os doentes imunodeprimidos ou com doença cardíaca podem necessitar de antibióticos, mesmo que haja apenas suspeita de infeção.
- Presença de um abcesso vestibular muito bem localizado, com pouco ou nenhum inchaço facial.

Duração da terapia antibiótica de uma infeção odontogénica

A duração ideal da terapêutica antibiótica é a mais curta possível para evitar uma recidiva clínica e microbiológica.[139] O julgamento clínico deve ser aplicado, mas a maioria das infecções odontogénicas agudas resolve-se em três a sete dias.[133,141] Quando se utilizam antibióticos por via oral, devem ser consideradas doses de carga para atingir níveis terapêuticos mais rapidamente,[141] O único guia prático para determinar a eficácia do tratamento antimicrobiano e, consequentemente, a duração da terapêutica, é a melhoria clínica do doente, avaliada pela remissão da infeção.[142] Quando os dados clínicos indicarem que é razoavelmente certo que a infeção irá desaparecer ou que já desapareceu, a terapêutica antibiótica deve ser interrompida.[141]

Os antibióticos orais eficazes contra as infecções odontogénicas incluem a penicilina, a clindamicina, a eritromicina, o cefadroxil, o metronidazol e as tetraciclinas,[142,136,143] . Estes antibióticos são eficazes contra os estreptococos e os anaeróbios orais. A penicilina V é a penicilina de eleição nos casos de infeção odontogénica. É um bactericida e, embora o espetro de ação seja relativamente limitado, é adequado para o tratamento de infecções odontogénicas. Para a profilaxia da endocardite associada a tratamentos dentários, a amoxicilina é o antibiótico de eleição. A amoxicilina com ácido clavulânico (clavulanato) pode ser utilizada em certos casos, uma vez que oferece a vantagem de preservar a atividade contra as betalactamases habitualmente produzidas por microrganismos associados a infecções odontogénicas. [144] A clindamicina é uma alternativa no caso de doentes alérgicos às penicilinas. O medicamento é bacteriostático, invade o espaço entre o dente e o tecido, que pode ficar traumatizado pela oclusão de um dente superior. Este dano resulta numa infeção secundária com dor e inchaço, geralmente no interior da mandíbula, estendendo-se posteriormente em direção à faringe. Ocasionalmente, a infeção é grave, com inchaço extenso da face, e o doente fica febril. O tratamento das formas mais ligeiras de pericoronite consiste no desbridamento (irrigação sob o retalho) ou na remoção do tecido mole, enquanto as infecções mais graves requerem uma terapêutica mais agressiva, incluindo antibióticos.[145.146] Uma vez que os microrganismos agressores são da cavidade oral, o antibiótico de eleição é a penicilina ou os seus derivados.

UTILIZAÇÃO DE ANTIBIÓTICOS EM ODONTOPEDIATRIA

A utilização de antibióticos obriga a uma análise experimental de uma vasta gama de parâmetros clínicos. Uma infeção deve ser persistente ou sistémica para justificar a necessidade de antibióticos. A dor isolada ou um inchaço localizado não requerem tratamento antibiótico.[147]

A avaliação dos seguintes sinais e sintomas pode ajudar a determinar o estado de uma infeção.

1. **Saúde do doente:** Os doentes com problemas de saúde, incluindo imunocomprometimento (ou seja, uma contagem de glóbulos brancos inferior a 1000m * m^3), têm maior probabilidade de necessitar de antibióticos.
2. **Gravidade dos sintomas:** O inchaço, a celulite ou a febre que aumenta com o tempo podem indicar que a infeção se está a propagar.
3. **Extensão da inflamação dos tecidos moles:** Se um inchaço intra-oral for localizado, a infeção pode ser tratada através de drenagem cirúrgica. No entanto, se a tumefação se espalhar para espaços musculofaciais extra-orais ou impedir a respiração ou a deglutição, o doente deve ser imediatamente encaminhado para cuidados de emergência. Uma tumefação grande e difusa pode necessitar de antibióticos, bem como de drenagem cirúrgica[148]
4. **Benefícios versus riscos:** Uma reação alérgica a um antibiótico pode apresentar-se como uma erupção cutânea ligeira ou como uma anafilaxia significativa com risco de vida. Os doentes podem também desenvolver efeitos secundários adversos, como problemas gastrointestinais e infecções secundárias. As mulheres grávidas devem ser avaliadas com especial cuidado devido ao desenvolvimento do feto. [149]

Várias situações que requerem a prescrição de antibióticos em odontopediatria são

- Em caso de infeção aguda, se a inflamação for moderada e o processo tiver progredido rapidamente, e em casos de celulite difusa com dor moderada a grave, ou se a criança tiver febre, os dados existentes aconselham a prescrição de antibióticos, bem como o tratamento do dente danificado.
- Infeção numa criança clinicamente comprometida.
- Infeção que progrediu para os espaços faciais extra-orais.
- Os antibióticos raramente são recomendados para o tratamento de traumatismos ligeiros, embora nos casos que envolvem lesões importantes dos tecidos moles ou dentoalveolares seja aconselhável a profilaxia antibiótica contra a infeção.
- É necessária uma boa cobertura antibiótica em crianças com avulsão dentária programada para reimplantação.

Infecções Odontogénicas

A maioria das infecções orofaciais são de origem odontogénica. A infeção da polpa dentária, como resultado de cáries, é a principal causa de infeção odontogénica. Os principais agentes patogénicos identificados na cárie dentária são membros da família dos estreptococos viridans (alfa-hemolíticos), incluindo Streptococcus mutans, Streptococcus sobrinis e Streptococcus milleri. Quando as bactérias invadem a polpa dentária, uma reação inflamatória resulta em necrose e numa diminuição do potencial de oxidação-redução dos tecidos. Nesta fase, a flora bacteriana muda de predominantemente aeróbica para uma flora mais anaeróbica. Predominam os cocos Gram-positivos anaeróbios (Peptostreptococcus) e os bastonetes Gram-negativos anaeróbios (Bacteroides, Prevotella, Porphromonas e Fusobacterium). A infeção progride formando um abcesso no ápice da raiz, resultando em destruição óssea. Dependendo da resistência do hospedeiro e da virulência da bactéria, a infeção pode espalhar-se para a medula óssea, perfurar a placa cortical e espalhar-se para os tecidos circundantes.

Além disso, as bactérias anaeróbias que habitam os tecidos periodontais podem constituir uma fonte adicional de infeção odontogénica. Os anaeróbios mais comuns são Actinobacillus actinomycetemcomitans, Prevotella intermediud, Porphyrommonas gingivalis, Fusobacterium nucleatum e Eikenella corrodens.

A maioria das infecções odontogénicas (70%) contém uma mistura de bactérias aeróbias e anaeróbias. As infecções aeróbicas puras têm uma incidência inferior a 5%. As infecções puramente anaeróbias têm uma incidência de 25%. O consenso dos investigadores é que, nas infecções odontogénicas iniciais, as bactérias são aeróbias, predominando os estreptococos Gram-positivos e alfa-hemolíticos (S. viridans). À medida que a infeção amadurece e aumenta de gravidade, a flora microbiana torna-se uma mistura de aeróbios e anaeróbios. Os anaeróbios encontrados são determinados pelo local de origem; pulpar ou periodontal. Quando as defesas do hospedeiro começam a controlar o processo de infeção, a flora torna-se predominantemente anaeróbia, [150]

Lacerações orofaciais

Existe uma elevada incidência de lacerações periorais e intra-orais durante a infância. Na maioria dos casos, as feridas intra-orais, embora contaminadas pela flora oral, cicatrizam bem sem desenvolver infeção, desde que a ferida esteja limpa, não sejam deixados corpos estranhos nas superfícies cortadas e sejam colocadas suturas para aproximar os tecidos onde for necessário. No entanto, as feridas que envolvem a superfície da pele, particularmente aquelas com comunicação entre a pele e a mucosa oral, têm maior probabilidade de desenvolver infeção, e Shira afirma que os doentes com estas lesões devem receber antibióticos profilácticos. Quando são prescritos antibióticos após uma lesão traumática, deve ter-se em conta que os organismos não endógenos à cavidade oral podem ter sido semeados na ferida, especialmente se esta estiver "suja". Ao primeiro sinal de infeção, deve tentar-se efetuar uma cultura e um teste de sensibilidade. [151]

Pulpite

Na pulpite, a polpa do dente é vital, mas está inflamada e é ocasionalmente acompanhada de dor, que por vezes pode ser grave. A inflamação é confinada e não é uma verdadeira infeção. O tratamento consiste na remoção do tecido inflamado; não devem ser utilizados antibióticos.[152,153]

Doenças endodônticas

As doenças endodônticas envolvem a polpa dentária e os tecidos perirradiculares relacionados. A polpa dentária é o tecido conjuntivo viável dentro de um dente. A sua principal função é formar o dente em torno de si próprio. As bactérias podem atingir o canal pulpar através de uma lesão de cárie, através da exposição direta do tecido pulpar após um traumatismo ou através de mecanismos iatrogénicos. A penetração ocorre através dos túbulos dentinários, fissuras dentinárias ou restaurações dentárias defeituosas. Se um paciente apresentar evidências de pulpite aguda, deve ser providenciado o tratamento dentário necessário (terapia pulpar ou extração). O tratamento com antibióticos não é normalmente indicado se o processo infecioso apenas atingir a polpa ou os tecidos imediatamente adjacentes, na ausência de sinais de infeção sistémica (ou seja, febre ou inchaço facial). [154.155] É discutível se esta patose pulpar e periapical é uma verdadeira infeção (uma invasão dos tecidos por bactérias patogénicas). A maioria das bactérias recuperadas destas lesões são bactérias orais anaeróbias facultativas e obrigatórias comuns, relativamente não patogénicas, que não demonstraram proliferar facilmente nos tecidos do hospedeiro. Pelo contrário, elas parecem ser capazes de sobreviver melhor em tecidos necróticos. Por conseguinte, os danos que causam podem ser secundários. Além disso, há boas evidências de que essas lesões são realmente causadas por mecanismos imunológicos que reagem a toxinas e enzimas histolíticas produzidas pelas bactérias. [156] Mesmo que esta condição fosse de facto um processo infecioso, a eficácia da terapia com antibióticos seria questionável. Como não há circulação dentro da polpa necrótica ou de um abcesso, é pouco provável que um antibiótico atinja as bactérias nas concentrações terapêuticas.

Abcesso periapical, localizado

Estes são os abcessos mais comuns nos tecidos orais. Começam no osso no ápice do dente como lesões inflamatórias, que progridem para se tornarem abcessos. Estes abcessos podem estar confinados ao osso, mas frequentemente espalham-se para os tecidos moles sobrejacentes. O inchaço resultante é predominantemente na cavidade oral, mas pode ser visto como uma ligeira elevação da bochecha ou do lábio. O abcesso contém uma mistura de bactérias com predominância de anaeróbios,[157.158] O tratamento de emergência consiste principalmente e mais importante na remoção do irritante (bactérias, subprodutos bacterianos, mediadores inflamatórios) do interior do dente e no alívio da pressão e da purulência através de incisão e drenagem. Se o dente não for recuperável, a extração permite a remoção dos irritantes e a drenagem.[159,160,161]

Abcesso apical agudo e celulite

Uma ocorrência pouco frequente, a celulite é uma manifestação mais grave do abcesso localizado, em que o abcesso e a reação ao abcesso se disseminam, muitas vezes rapidamente, para outros tecidos e espaços. O resultado é um inchaço visível e uma distorção das caraterísticas faciais. Se não for tratada, esta infeção pode espalhar-se para estruturas vitais, resultando em cegueira, abcesso cerebral, envolvimento do mediastino e mesmo morte. Estas sequelas graves são raras e tendem a ocorrer apenas em doentes debilitados. [159] Uma criança que apresente um inchaço facial secundário a uma infeção dentária deve receber atenção dentária imediata. Dependendo dos achados clínicos, o tratamento pode consistir no tratamento do dente ou dentes em questão com cobertura antibiótica ou na prescrição de antibióticos para conter a propagação da infeção e depois tratar o dente ou dentes envolvidos. [159,161] Muitos doentes com celulite facial não apresentam manifestações sistémicas. Embora raramente apresentem uma temperatura elevada ou uma contagem elevada de glóbulos brancos, espera-se que a administração de antibióticos controle a infeção.[162] A escolha do antibiótico é empírica, uma vez que não existe informação definitiva sobre os microrganismos patogénicos causadores. O antibiótico de eleição é a penicilina, administrada por via oral e em doses agressivas.[163,164,165] Os antibióticos intravenosos são raramente utilizados, exceto no caso de um doente hospitalizado com uma infeção grave. Na melhor das hipóteses, os antibióticos são suplementares; sem tratamento local, não resolverão o problema. De facto, a utilização de antibióticos isoladamente, sem que o problema subjacente tenha sido corrigido, tem provocado sequelas graves.[163,]

Surtos de endodontia

As reacções adversas (conhecidas como "flare-ups") ocorrem com pouca frequência. Os antibióticos são frequentemente administrados para prevenir sequelas adversas pós-tratamento do tratamento do canal radicular e da cirurgia oral. Ensaios clínicos prospectivos controlados demonstraram que os antibióticos não são benéficos no tratamento dos sintomas após o tratamento do canal radicular. [158, 159,165]

Traumatismo dentário

O traumatismo dentário é um fator de risco para a infeção oral, particularmente na presença de exposição direta da polpa e/ou alteração do espaço periodontal. As possibilidades de infeção aumentam quando o traumatismo dos tecidos duros dentários ou de suporte está, por sua vez, associado a feridas abertas na pele ou na mucosa.[166] Em caso de avulsão, tem sido recomendada a aplicação local de um antibiótico na superfície radicular de um dente avulsionado com um ápice aberto e com um tempo de secagem extra-oral inferior a 60 minutos, para inibir a reabsorção externa e ajudar na revascularização pulpar. Os antibióticos sistémicos têm sido recomendados como terapia adjuvante para incisivos permanentes avulsionados com um ápice aberto ou fechado. A tetraciclina é o fármaco de eleição, mas deve ter-se em consideração o uso sistémico da tetraciclina, devido ao risco de descoloração na dentição permanente em desenvolvimento.[167] A penicilina V pode ser administrada como alternativa. Foi sugerido o uso de antibióticos tópicos para induzir a revascularização pulpar em dentes imaturos traumatizados não vitais. No entanto, são necessários mais ensaios clínicos aleatórios.[168, 169,159]

A aplicação local de antibiótico na superfície da raiz de um dente avulsionado (doxiciclina 1 mg/20ml) reduz a reabsorção da raiz e aumenta a vascularização da polpa. A administração de antibióticos sistémicos é uma medida coadjuvante (penicilina e seus derivados em doses elevadas, ou doxiciclina em dose normal).[170]

Infeção primária aguda por herpes

Esta doença infecciosa aguda ocorre mais frequentemente em crianças pequenas que podem ficar extremamente debilitadas com febre alta e mal-estar. É importante que a ingestão de líquidos seja mantida para evitar a desidratação. O agente etiológico desta doença é um vírus e os antibióticos não têm qualquer relevância no tratamento da doença primária,[171.172] A penicilina está definitivamente contra-indicada, uma vez que fixa o vírus e prolonga a doença. [173] McDonald e Avery referem que a aplicação tópica de tetraciclinas nas áreas ulceradas ajudará no controlo da infeção secundária (bacteriana). [174]

Gengivite ulcerativa necrosante aguda (GANU)

Foram isolados organismos espiroquetas da gengiva afetada de doentes com ANUG. Esta doença pode ocorrer em crianças pequenas, mas a maior incidência verifica-se no final da adolescência e no início da idade adulta. O doente com UNG grave apresenta complicações sistémicas, como febre, mal-estar e linfadenopatia associada. Bear e Benjamin afirmam que apenas com necrose maciça ou efeitos sistémicos é indicada a antibioterapia sistémica, para além das medidas mais conservadoras de remoção de irritantes locais, melhoria da higiene oral e utilização de colutórios oxidantes recomendadas por outros autores,[173,174] O uso de metronidazol (um antimicrobiano nitroimidazol que é cida contra microrganismos anaeróbios) tem sido relatado para o tratamento da UANG. No entanto, a penicilina é o fármaco de eleição, utilizando-se a eritromicina se o doente for alérgico à penicilina. [175]

Erupção e esfoliação dos dentes

Embora seja uma crença comum que as crianças apresentam sintomatologia sistémica durante o período de "dentição", os estudos não correlacionaram a febre ou a contagem elevada de glóbulos brancos com a erupção dentária normal. 176 Se a febre e outros distúrbios sistémicos estiverem presentes na altura da erupção, a fonte da infeção deve ser investigada. Não há evidências da necessidade de cobertura antibiótica da erupção dentária ou da esfoliação normal, mesmo numa criança suscetível à EBS.[177]

Doença periodontal pediátrica

Nas doenças periodontais associadas à neutropenia, à síndrome de Papillon-lefevre e às deficiências de adesão dos leucócitos, o sistema imunitário das crianças é incapaz de controlar o crescimento dos agentes patogénicos periodontais. Nestes casos, é necessário um tratamento com antibióticos.

As culturas e os testes de suscetibilidade são úteis para selecionar o medicamento mais adequado em cada caso. A terapêutica antibiótica prolongada está indicada para o tratamento da doença periodontal crónica.[178]

Os antibióticos sistémicos não parecem oferecer qualquer benefício adicional à terapia mecânica em doentes com periodontite. Na periodontite refractária e, possivelmente, na periodontite de progressão rápida, a administração local de antibióticos tem algum valor na gestão dos locais específicos de doença recorrente. [179] Os antibióticos são, na melhor das hipóteses, um adjuvante e não uma forma primária de terapia. A remoção dos irritantes locais é o objetivo principal.[159,180] Nas doenças periodontais associadas à neutropenia, como a síndrome de Papillon-Lefevre e as deficiências de adesão dos leucócitos, o sistema imunitário das crianças é incapaz de controlar o crescimento dos agentes patogénicos periodontais. Nestes casos, é necessário um tratamento antibiótico. 180 A pericoronite é a inflamação de um retalho (opérculo) do tecido gengival que cobre um dente parcialmente impactado, normalmente um molar. Os restos de comida e as bactérias podem invadir o espaço entre o dente e o tecido, que pode ficar traumatizado pela oclusão de um dente superior. Este dano resulta numa infeção secundária com dor e inchaço, geralmente no interior da mandíbula, estendendo-se posteriormente em direção à faringe. Ocasionalmente, a infeção é grave, com inchaço extenso da face, e o doente fica febril. O tratamento das formas mais ligeiras de pericoronite consiste no desbridamento (irrigação sob o retalho) ou na remoção dos tecidos moles, enquanto as infecções mais graves requerem uma terapêutica mais agressiva, incluindo antibióticos,[159,180] Como os microrganismos agressores são da cavidade oral, o antibiótico de eleição é a penicilina ou os seus derivados.

Doentes com o sistema imunitário comprometido

Na ausência de um sistema imunitário adequado do hospedeiro, os doentes correm um risco acrescido de desenvolver bacteriemia que progride para septicemia. A imunossupressão pode ser o resultado direto de um processo de doença e/ou o resultado do tratamento para a doença específica. No entanto, não existem diretrizes consensuais para este tipo de doentes. A utilização de profilaxia ou cobertura antibiótica deve ser considerada caso a caso nas seguintes condições: neutropenia, infeção por VIH, transplante de órgãos, imunossupressão a longo prazo (por exemplo, utilização de corticosteróides). A consulta com o médico assistente é obrigatória para avaliar o estado imunitário do doente, os riscos do procedimento dentário planeado, a escolha do antibiótico e a duração da cobertura antibiótica."

- A cobertura antibiótica é necessária em doentes com contagens reduzidas de neutrófilos porque estes indivíduos estão em risco de infeção bacteriana. Quando os neutrófilos são inferiores a mil células por ml, a cobertura antibiótica é obrigatória.
- As crianças submetidas a tratamento quimioterapêutico necessitam de cobertura antibiótica quando são necessárias extracções dentárias ou destartarizações periodontais profundas. [182]
- As crianças com deficiência na imunidade humoral ou mediada por células T, como as crianças que recebem medicação imunossupressora que tomam para prevenir a rejeição do enxerto ou para uma doença autoimune, precisam de cobertura antibiótica.
- As crianças infectadas com o vírus da imunodeficiência humana (VIH) e com SIDA necessitam de antibióticos se a contagem de neutrófilos for baixa. [183]
- As crianças com diabetes (especialmente as do tipo insulino-dependente) apresentam frequentemente algum grau de disfunção leucocitária. Por conseguinte, a cobertura antibiótica é geralmente recomendada para procedimentos dentários invasivos quando a sua condição é mal controlada ou não controlada.

ANTIBIÓTICOS DE USO CORRENTE EM ODONTOPEDIATRIA

Os dentistas prescrevem várias categorias de medicamentos para gerir uma variedade de doenças e condições associadas à cavidade oral. Entre estas condições encontram-se as infecções bacterianas, fúngicas e virais, a dor e a prevenção de cáries. A prescrição de medicamentos é mais complicada do que no passado, com os clínicos a lidarem com um número crescente de questões, como a resistência microbiana aos antibióticos prescritos e as interações medicamentosas no âmbito do aumento do número de medicamentos utilizados por doentes adultos e pediátricos. A administração de medicamentos a doentes pediátricos é ainda mais complicada pela necessidade de ajustar as dosagens dos medicamentos para acomodar o seu menor peso e tamanho corporal. Neste curso, o leitor encontrará descrições dos medicamentos mais frequentemente utilizados nos cuidados dentários, com ênfase no doente pediátrico. Ao rever os medicamentos, verá que a dose e as instruções sobre como os tomar variam de doente para doente, dependendo da idade, peso e outras considerações do doente. As categorias de medicamentos abrangidas por este curso são os antimicrobianos, que incluem antibióticos, antifúngicos e antivirais.

As infecções dos dentes e da cavidade oral podem aumentar de gravidade e evoluir para situações de risco de vida se não forem devidamente tratadas. O tratamento das infecções pode consistir numa combinação de procedimentos dentários ou cirúrgicos e na utilização de antimicrobianos. Os antimicrobianos são medicamentos que suprimem ou matam o crescimento de micróbios - bactérias, vírus, fungos ou parasitas. A atividade antimicrobiana é maximizada quando o micróbio específico que causa a infeção é identificado por cultura ou testes serológicos e o antimicrobiano mais ativo contra esse micróbio é administrado em doses adequadas. Os antimicrobianos mais comuns utilizados em medicina dentária são os agentes antibióticos, os agentes antifúngicos e os agentes antivirais.

Os antibióticos são medicamentos que são produzidos por micróbios ou por métodos químicos para produzir uma ação antibacteriana. Os antibióticos são o segundo grupo de medicamentos mais prescritos em medicina dentária, a seguir aos anestésicos locais. A utilização generalizada de antibióticos fez com que as bactérias comuns desenvolvessem resistência aos medicamentos que antes as controlavam. Para reduzir a taxa de resistência, os prestadores de cuidados de saúde devem prescrever antibióticos de forma criteriosa. Os antibióticos devem ser prescritos o mais rapidamente possível para otimizar a cura. Se a infeção não responder ao medicamento inicialmente prescrito, é indicada a realização de uma cultura do local infetado. A duração da terapêutica medicamentosa deve prolongar-se pelo menos 5 dias após o ponto de melhoria substancial ou de resolução dos sintomas. A importância de completar um ciclo completo de terapia antibiótica deve ser enfatizada para o paciente. Se o antibiótico for interrompido prematuramente, as bactérias sobreviventes podem reiniciar uma infeção que pode ser resistente ao antibiótico original, [184]

A maioria das infecções odontogénicas (70%) contém uma mistura de bactérias aeróbias e anaeróbias. As infecções aeróbias puras têm menos de 5% de incidência. As infecções puramente anaeróbias têm uma incidência de 25%. O consenso dos investigadores é que, nas infecções odontogénicas iniciais, as bactérias são aeróbias com predominância de estreptococos gram-positivos e alfa-hemolíticos (S. viridans). À medida que a infeção amadurece e aumenta de gravidade, a flora microbiana torna-se uma mistura de aeróbios e anaeróbios. Os anaeróbios encontrados são determinados pelo local de origem; pulpar ou periodontal. Quando as defesas do hospedeiro começam a controlar o processo de infeção, a flora torna-se predominantemente anaeróbia.

Assim, a escolha do antibiótico é influenciada por uma série de factores: O estágio de desenvolvimento da infeção e a capacidade do paciente de tomar o antibiótico condições médicas ou alergia.

Os antibióticos também podem ser classificados de acordo com o seu método de ataque. Os antibióticos bactericidas matam efetivamente os microrganismos, enquanto os antibióticos bacteriostáticos retardam o crescimento bacteriano e dependem do sistema imunitário do hospedeiro para eliminar o microrganismo. Um antibiótico pode ser bactericida para um microrganismo e bacteriostático para outro. Os bactericidas são preferíveis aos bacteriostáticos na maioria das situações. Os bacteriostáticos não devem ser administrados a doentes imunocomprometidos, cujo sistema imunitário comprometido pode ser incapaz de ajudar a eliminar o microrganismo. Os bactericidas comuns utilizados em medicina dentária são as penicilinas e as cefalosporinas. Os bactericidas comuns são os macrólidos, as tetraciclinas e as sulfonamidas.

O antibiótico ideal para o tratamento das infecções dentárias seria bactericida contra os cocos gram positivos e os principais agentes patogénicos das infecções anaeróbias mistas. Causaria efeitos adversos e reacções alérgicas mínimos e teria um custo relativamente baixo.

Na ausência de uma reação alérgica, a penicilina V é o fármaco de eleição no tratamento das infecções dentárias, uma vez que preenche a maioria destes critérios. Se um doente com uma infeção odontogénica em fase inicial não responder à penicilina V, existe uma forte probabilidade da presença de bactérias resistentes. A resistência bacteriana às penicilinas resulta da produção de beta-lactamase pelas bactérias. Nestes casos, devem ser prescritos ao doente antibióticos estáveis à beta-lactamase. Estes incluem a clindamicina ou a amoxicilina/ácido clavulânico (Augmentin®). Outra alternativa é adicionar um segundo medicamento à penicilina (por exemplo, metronidazol Flagyl®). Se os antibióticos penicilínicos se revelarem ineficazes no tratamento da infeção, é indicado efetuar um teste de cultura e de suscetibilidade para identificar a bactéria específica responsável pela infeção.

Duração dos antibióticos

A duração ideal do tratamento com antibióticos é o ciclo mais curto capaz de evitar uma recaída clínica e microbiológica. A maioria das infecções agudas resolve-se no prazo de três a sete dias. Quando são utilizados antibióticos orais, deve ser considerada uma dose elevada para garantir níveis terapêuticos mais rápidos.

Antibióticos mais utilizados

Penicilina V

A principal vantagem da penicilina V é o facto de ser estável ao pH gástrico, permitindo uma absorção muito melhor quando é administrada por via oral. O seu espetro de cobertura é idêntico ao da penicilina G, com exceção de uma eficácia ligeiramente inferior contra a Neisseria gonorrhea e alguns anaeróbios. No entanto, também é activada pela penicilinase. A penicilina V é o principal antibiótico oral utilizado para tratar as infecções dentárias. (pinkham) 187 A penicilina V é um antibiótico beta-lactâmico e é bactericida contra os cocos gram-positivos e os principais micróbios das infecções anaeróbias mistas. As reacções adversas ao medicamento incluem diarreia ligeira, náuseas e candidíase oral. Existe uma taxa de alergia de 0,7 a 10% entre os doentes. Cerca de 85% das reacções alérgicas são retardadas e demoram mais de 2 dias a desenvolver-se. As reacções alérgicas habituais são erupções cutâneas que respondem normalmente à terapêutica com anti-histamínicos (difenidramina, Benadryl®). Ocorreram reacções graves de angioedema, caracterizadas por inchaço grave dos lábios, língua, face e tecidos periorbitais. Os doentes com antecedentes de alergia à penicilina nunca devem receber Penicilina V. O antibiótico alternativo é a clindamicina. Se a reação alérgica for do tipo retardado e não anafilactóide, pode ser utilizada como alternativa uma cefalosporina de primeira geração. A penicilina V pode ser administrada com as refeições, mas as concentrações sanguíneas são ligeiramente mais elevadas quando administrada com o estômago vazio. A dose preferida é uma hora antes das refeições ou duas horas após as refeições.

Contra-indicações: Hipersensibilidade à penicilina ou a qualquer componente da formulação.

Advertências/Precauções: Utilizar com precaução em doentes com insuficiência renal grave (modificar a dose), história de convulsões, hipersensibilidade às cefalosporinas.

A dose diária habitual de penicilina V para o tratamento de infecções odontogénicas é:

Crianças ≤ 12 anos de idade: 25-50 mg/kg de peso corporal em doses divididas a cada 6-8 horas.

Crianças > 12 anos de idade e adultos: 250-500 mg de 6 em 6 horas durante pelo menos 10 dias.

A penicilina V é fornecida sob a forma de solução de 125 ou 250 mg/5 ml ou de comprimidos de 250 e 500 mg.

Exemplo de prescrição de penicilina V para um doente de 3 anos de idade com 12 kg de peso e inchaço facial:

Rx: Penicilina V 125mg/5ml

Disp: 200 ml

Sig: Tomar 1 colher de chá de 6 em 6 horas durante 10 dias

Clindamicina

Em caso de alergia à penicilina, a clindamicina é uma opção alternativa no tratamento de infecções odontogénicas ligeiras ou precoces. A clindamicina, devido à degradação da beta-lactamase, é um excelente substituto para as bactérias resistentes à penicilina. É altamente eficaz contra quase todos os agentes patogénicos orais. Não é eficaz contra micoplasmas ou aeróbios gram-negativos. A administração com alimentos não prejudica significativamente a absorção. Os efeitos adversos da clindamicina incluem dores abdominais, náuseas, vómitos e diarreia.

Contra-indicações: Hipersensibilidade à clindamicina ou a qualquer componente da formulação; colite pseudomembranosa prévia, enterite regional, colite ulcerosa.

Advertências/Precauções: Utilizar com precaução em doentes com disfunção hepática (modificar a dose); pode causar colite grave e fatal; interromper o medicamento se ocorrer diarreia significativa, cólicas abdominais ou passagem de sangue e muco.

A dose oral diária habitual para o tratamento de infecções odontogénicas em crianças é:

Crianças com menos de 12 anos: 10 - 25mg / k * g / d * ay em 3 doses igualmente divididas durante 10 dias.

Crianças com mais de 12 anos e adultos: 600-1800 mg/dia em 3 doses divididas durante 10 dias. A dose máxima é de 2-3 gms/dia.

A clindamicina é fornecida como uma solução de 75mg / 5 * ml ou comprimidos de 150, 300, 450, 600, 750, 900 mg.

Exemplo de prescrição de clindamicina para um doente de 3 anos com 12 kg de peso e inchaço facial:

Rx: Clindamicina 75mg / 5 ml

Disp: 150 ml

Sig: Tomar 1 colher de chá de 8 em 8 horas durante 10 dias

Amoxicilina

A amoxicilina tem o mesmo espetro de cobertura que a ampicilina, mas é melhor absorvida por via oral e causa menos diarreia. Apesar da utilidade destes fármacos em pediatria, não são indicados preferencialmente à penicilina G ou à penicilina V para utilização contra infecções dentárias. O desenvolvimento de resistência a estes agentes, especialmente pelo H. infuenzae, está a tornar-se cada vez mais problemático. (pinkham) [187]

Alguns médicos escolhem a amoxicilina em vez da penicilina V para tratar a infeção odontogénica devido a um regime de dosagem mais conveniente, por exemplo, 2 a 3 doses diárias para a amoxicilina versus 4 doses diárias para a penicilina V. Exceto para a cobertura do Haemophilus influenzae em infecções agudas dos seios nasais e otite média, a amoxicilina não é mais eficaz do que a penicilina V para o tratamento de infecções odontogénicas. É menos eficaz do que a penicilina V contra os cocos gram positivos aeróbios e tem uma eficácia semelhante contra os anaeróbios. Assim, a penicilina V é o medicamento de eleição para o tratamento das infecções odontogénicas.

Contra-indicações: Hipersensibilidade à amoxicilina, à penicilina ou a qualquer componente da formulação.

Advertências/Precauções: Utilizar com precaução em doentes com insuficiência renal grave (modificar a dose); existe uma baixa incidência de alergia cruzada com outros beta-lactâmicos e cefalosporinas.

A dose oral diária habitual para o tratamento de infecções odontogénicas em crianças é:

Crianças com menos de 12 anos: 20 - 40mg / k * g divididos em 2-3 doses diárias durante 10 dias.

Crianças com mais de 12 anos e adultos: 250-500mg 3 vezes/dia, máximo 2-3 gm/dia durante 10 dias.

A amoxicilina é fornecida sob a forma de solução de 125, 200, 250, 400 mg/5ml ou comprimidos para mastigar; cápsulas de 250 ou 500 mg.

Exemplo de prescrição de amoxicilina para um doente de 3 anos de idade com 12 kg e inchaço facial:

Rx: Amoxicilina 125mg/5ml

Disp: 150 ml

Sig: Tomar 1 colher de chá de 8 em 8 horas durante 10 dias

Em situações em que a amoxicilina é ineficaz devido a uma possível resistência bacteriana ao fármaco e o doente não tolera os efeitos secundários gastrointestinais adversos da clindamicina, o clavulanato de potássio pode ser administrado em conjunto com a amoxicilina (Augmentin®). O ácido clavulónico liga-se e inibe as beta-lactamases que inactivam a amoxicilina. Recomenda-se que seja tomado com alimentos para aumentar a absorção e diminuir a intolerância gastrointestinal.

Contra-indicações: Hipersensibilidade à amoxicilina, ao ácido clavulânico, à penicilina ou a qualquer componente da formulação; antecedentes de disfunção hepática.

Advertências/Precauções: A utilização prolongada pode resultar em superinfeção. Utilizar com precaução em doentes com insuficiência renal grave (modificar a dosagem). A incidência de diarreia é mais elevada do que com a amoxicilina isolada.

A dose oral diária habitual de Augmentin® para o tratamento de infecções odontogénicas em crianças é:

Crianças com 3 meses e 40 kg: 20-40 mg/kg/dia em 3 doses divididas.

Crianças > 40 kg e adultos: 250-500 mg de 8 em 8 horas ou 875 mg de 12 em 12 horas.

Augmentin® é fornecido sob a forma de 125, 200, 250 400 mg/5ml de solução, comprimidos mastigáveis e comprimidos.

Exemplo de receita de amoxicilina/clavulanato (Augmentin®) para um doente de 3 anos de idade com 12 kg de peso e inchaço facial:

Rx: Augmentin® 125 mg/5ml solução (ou comprimidos mastigáveis)

Disposição: 150 ml (ou 30 comprimidos mastigáveis)

Sig: 1 colher de chá (ou comprimido) de 8 em 8 horas durante 10 dias

Cefalosporinas de primeira geração

As cefalosporinas são um novo grupo de antibióticos bactericidas quimicamente relacionados com a penicilina. Têm um amplo espetro de ação. São basicamente equivalentes à penicilina na sua atividade contra organismos gram-positivos (exceto o strept. faecalis) e são resistentes à penicilinase. As cefalosporinas de primeira geração têm uma atividade limitada contra as entero-bactérias gram-negativas. As cefalosporinas apresentam alguma sensibilidade cruzada em doentes alérgicos à penicilina.

As cefalosporinas orais incluem o cefaclor, o cefadroxil, a cefalexina e a cefradina. Têm menos efeitos secundários do que as penicilinas e têm um sabor amargo quando administradas por via oral. As cefalosporinas são muito eficazes contra os agentes patogénicos orais, mas a sua utilização é ligeiramente desaconselhada, exceto como linha de defesa contra infecções graves. A utilização promíscua de cefalosporinas conduziria certamente a um maior desenvolvimento de estirpes bacterianas resistentes a estes agentes muito eficazes.

As cefalosporinas de primeira geração são alternativas à penicilina VK para o tratamento de infecções odontogénicas. As formas de dosagem oral desta classe são o cefadroxil (Duracef®), a cefalexina (Keflex®) e a cefradina (Velosef®). São indicadas como alternativas à penicilina VK no início da infeção porque são bacteriologicamente eficazes contra aeróbios mas não contra anaeróbios. São activos contra estafilococos e estreptococos gram-positivos, mas ineficazes contra enterococos. A taxa de reatividade cruzada entre cefalosporinas e penicilinas é de 1% quando a reação alérgica à penicilina é retardada. Deve ser utilizada com precaução nos doentes que apresentem reacções anafilactóides.

Contra-indicações: Hipersensibilidade à cefalexina, a qualquer componente da formulação ou a outras cefalosporinas.

Advertências/Precauções: Modificar a dosagem em doentes com insuficiência renal grave; a utilização prolongada pode resultar em superinfeção. Utilizar com precaução em doentes com antecedentes de alergia à penicilina. Pode causar colite associada a antibióticos.

A cefalexina (Keflex®) é a cefalosporina de primeira geração mais frequentemente utilizada para tratar infecções odontogénicas.

A dose oral diária habitual para o tratamento de infecções odontogénicas em crianças é:

Crianças com menos de 12 anos: 25 - 50mg / k * g / d * ay em doses divididas a cada 6 horas. Para infecções graves, a dosagem é de 50 - 100mg / k * g / d * ay em doses divididas a cada 6 horas com uma dose máxima de 3g / dia durante 10 dias.

Crianças com mais de 12 anos e adultos: 250-1000 mg de 6 em 6 horas, com um máximo de 4 g/dia. Fornecido como uma suspensão de 125, 250mg / 5 * ml e cápsulas de 250 e 500mg.

Exemplo de receita de cefalexina para um doente de 3 anos de idade com 12 kg e inchaço facial:

Rx: Cefalexina 125mg/5ml

Disp: 200 ml

Sig: 1 colher de chá de 6 em 6 horas durante 10 dias

Cefalosporinas de segunda geração

A vantagem das cefalosporinas de segunda geração em relação às cefalosporinas de primeira geração é que são mais eficazes contra alguns dos anaeróbios, no entanto, são mais eficazes no tratamento de infecções precoces do que de infecções tardias.

Contra-indicações: Hipersensibilidade ao cefaclor, a qualquer componente da formulação ou a outras cefalosporinas.

Advertências/Precauções: Modificar a dosagem em doentes com insuficiência renal grave; a utilização prolongada pode resultar em superinfeção. Utilizar com precaução em doentes com antecedentes de alergia à penicilina. Os comprimidos de libertação prolongada não estão aprovados para utilização em crianças com menos de 16 anos de idade.

As formas de dosagem oral destes fármacos, cefaclor (Ceclor \mathbb{B}) e cefuroxina (Ceftin®), têm a vantagem de serem administradas duas vezes por dia.

A dose oral diária habitual para o tratamento de infecções odontogénicas é:

Crianças com menos de 12 anos: 20 - 40mg / k * g / d * ay dividido a cada 8-12 horas com uma dose máxima de 2 g / dia.

Crianças com mais de 12 anos e adultos: 250-500 mg divididos a cada 8-12 horas.

O cefaclor e a cefuroxina são fornecidos sob a forma de suspensões de 125, 187, 250, 375 mg/5ml e cápsulas de 250 e 500 mg.

Exemplo de receita de cefaclor/cefuroxina para um doente de 3 anos de idade com 12 kg de peso e inchaço facial:

Rx: Ceflacor 125 mg/5ml

Disp: 150cc

Sig: 1 colher de chá de 8 em 8 horas durante 10 dias.

Macrólidos (Eritromicina, Claritromicina, Azitromicina)

Os macrólidos são antibióticos com um espetro de cobertura semelhante ao da penicilina, com a adição de alguns estafilococos produtores de penicilanase, clamídias, legionelas, micoplasmas e outros. A eritromicina é o macrólido mais popular e foi introduzida em 1952. O seu espetro de cobertura é semelhante ao da penicilina, com a adição de alguns estafilococos produtores de penicilinase, clamídias, legionelas, micoplasmas e outros.

É bem absorvido por via oral. Na sua forma de base livre, é instável ao pH gástrico, pelo que é administrado sob a forma de sal (estearato ou estolato) ou com um revestimento entérico. (Nota: Devido às diferenças de absorção, as três formas têm dosagens diferentes). O seu efeito secundário mais frequente é a perturbação gastrointestinal. A claritromicina e a azitromicina são derivados estruturais da eritromicina com um espetro de atividade mais amplo e uma maior biodisponibilidade. Ambos os agentes apresentam menos perturbações gastrointestinais do que a eritromicina. Os macrólidos são bacteriostáticos e não bactericidas, pelo que não são recomendados em doentes imunocomprometidos. No passado, os macrólidos eram considerados antibióticos altamente eficazes para o tratamento de infecções dentárias e eram frequentemente substituídos em caso de alergia à penicilina. Atualmente, porém, as elevadas taxas de resistência dos estreptococos e anaeróbios orais aos macrólidos reduziram a sua utilização nas infecções dentárias. Para os pacientes com alergia à penicilina, a clindamicina é o antibiótico alternativo preferido para o tratamento de infecções dentárias.

Contra-indicações: Hipersensibilidade à eritromicina ou a qualquer componente da formulação.

Advertências/Precauções: Utilizar com precaução em doentes com insuficiência hepática. A administração pode ser acompanhada de mal-estar, náuseas, vómitos, cólicas abdominais e febre. Interromper a utilização se estes fenómenos ocorrerem. Evitar a utilização de lactobionato de eritromicina em recém-nascidos, uma vez que as formulações podem conter álcool benzílico, que está associado a toxicidade em recém-nascidos. A utilização em bebés tem sido associada a estenose pilórica hipertrófica infantil. Interage com numerosos outros medicamentos, aumentando os níveis séricos dos mesmos. Confirmar a história clínica do doente antes de o prescrever.

As dosagens e formas de dosagem orais dos macrólidos são:

Eritromicina

Bebés e crianças < 12 anos

Base: 30 - 50mg / k * g / d * ay em 2-4 doses divididas; não exceder 2 g/dia.

Estolato: 30 - 50mg / k * g / d * ay em 2-4 doses divididas; não exceder 2g/dia

Etilsuccinato: 30 - 50mg / k * g / d * ay em 2-4 doses divididas; não exceder 3,2g / d * ay

Estearato: 30 - 50mg / k * g / d * ay em 2-4 doses divididas; não exceder 2 g/dia

Adultos e crianças > 12 anos

Base: 250-500 mg a cada 6 -12 horas

Etilsuccinato: 400-800 mg a cada 6-12 horas

Fornecido como:

Cápsulas, comprimidos com revestimento entérico de libertação retardada como base (Eryc®) 250 mg

Suspensão, oral, como estolato: 125mg / s ml, 250mg / 5 * ml

Suspensão oral, como etilsuccinato: 200mg / 5 * ml 400mg / 5 * ml

Comprimido para mastigar, etilsuccinato: 200 mg

Comprimidos, como base: 250 mg, 500 mg

Comprimido, sob a forma de etilsuccinato: 400 mg

Comprimidos sob a forma de estearato: 250 mg, 500 mg

Exemplo de prescrição de estolato de eritromicina para um doente de 3 anos com 12 kg de peso e inchaço facial:

Rx: Estolato de eritromicina 125mg / 5 * ml

Disp: 200 ml

Sig: 5 ml de 6 em 6 horas durante 10 dias

Claritromicina (Biaxin®)

Crianças com 1 mês: 15 mg/kg/dia divididos de 12 em 12 horas durante 7 dias; máximo 1 gm/dia

Adultos: 250-500 mg de 12 em 12 horas ou 1000 mg (dois comprimidos de libertação prolongada de 500 mg) uma vez por dia durante 7-14 dias

Fornecido como:

Granulado para suspensão oral: 125mg / 5 * ml, 250mg / 5 * ml 50 ml, 100 ml)

Comprimidos: 250 mg, 500 mg

Comprimido de libertação prolongada: 500 mg

Exemplo de prescrição de claritromicina para um doente de 3 anos de idade com 12 kg de peso e inchaço facial:

Rx: Claritromicina 125mg / 5 ml

Disp: 100 ml

Sig: 5 ml de 12 em 12 horas durante 7 dias

Azitromicina (Zithromax®)

Crianças > 6 meses: 10mg / k * g -dia 1, seguido de 5 mg/kg/dia durante 4 dias. A dose deve ser administrada 1 hora antes de uma refeição ou 2 horas depois. Máximo 250 mg/dia

Adolescentes≥ 16 anos ou adultos: 500 mg-dia 1 e depois 250 mg dias 2-5Suprimido como:

Pó para suspensão oral: 100mg / 5 * ml (15 ml)

200mg/5ml (15 ml, 22,5 ml, 30 ml).

Comprimidos: Zithromax®, Z-Pak® 250mg (6 comprimidos)

Exemplo de receita de azitromicina para um doente de 3 anos de idade, com 12 kg, com inchaço facial:

Rx:Azitromicina 100mg/5ml

Disp: 30 ml

Sig: 6 ml (120 mg) dia 1, depois 3 ml (60 mg) dias 2-5.184

MEDICAMENTOS ANTIFÚNGICOS DE USO CORRENTE EM ODONTOPEDIATRIA

As espécies de Candida, especialmente a Candida albicans, encontram-se frequentemente nas membranas mucosas saudáveis do corpo. No entanto, a multiplicação do fungo e a invasão dos tecidos raramente ocorrem, a menos que a imunidade do hospedeiro esteja comprometida. A candidíase é comum em crianças que recebem tratamento oncológico, particularmente durante períodos de imunossupressão grave e neutropenia. O uso extensivo de antibióticos ou esteróides de largo espetro, a imunossupressão associada à quimioterapia, a higiene oral e a nutrição inadequadas alteram o equilíbrio da microflora oral e colocam estas crianças em risco de candidíase.

O tratamento clínico da candidíase oral em crianças é semelhante ao dos adultos e consiste principalmente em agentes antifúngicos. As suspeitas de infecções por cândida devem ser confirmadas por cultura ou por esfregaço de hidróxido de potássio antes de se iniciar uma terapêutica rápida e agressiva em doentes imunodeprimidos. O medicamento e a via de administração são determinados pela gravidade da infeção. A candidíase oral e esofágica é normalmente tratada com suspensões tópicas ou trociscos de agentes antifúngicos. Todos os agentes antifúngicos formulados para uso tópico oral contêm edulcorantes que podem promover cáries se utilizados durante um período de tempo prolongado. Recomenda-se a utilização diária de fluoretos tópicos para reduzir o potencial de cáries. [187]

A nistatina está disponível sob a forma de suspensão oral (100 000 unidades/ml), comprimido (500 000 unidades) e pastilha/troca (200 000 unidades). Recomenda-se uma dose de 1-3 milhões de unidades/dia em três a cinco doses divididas durante 10-14 dias.

O clotrimazol é um agente fungicida que está disponível apenas como um trocisco de 10 mg para aplicação intra-oral. A dose recomendada é uma dose de trocisco dissolvida lentamente na boca, cinco vezes por dia, durante 14 dias, para obter a máxima eficácia. A criança deve ter idade e maturidade para compreender e seguir as instruções de utilização do veículo troche. Foi notificada toxicidade hepática em doentes que utilizam clotrimazol e não foram efectuados ensaios clínicos para estabelecer a segurança do medicamento em crianças com menos de 3 anos de idade.

O cetoconazol está reservado para o tratamento de infecções mais graves. Recomenda-se a administração de um único comprimido (200mg) de 3,3-6,6mg/kg durante 10-14 dias. Foi registada uma hepatotoxicidade significativa com este medicamento. O medicamento deve ser limitado a crianças com 2 anos de idade ou mais, a menos que os potenciais benefícios superem os riscos, porque a segurança não foi estabelecida para crianças mais novas. O cetoconazol não é indicado para doentes que estejam a tomar antiácidos ou fenitoína. [187]

A anfotericina **B e o fluconazol** são os fármacos utilizados para tratar a candidíase não responsiva e disseminada, que é uma doença potencialmente fatal que exige um tratamento agressivo com anfotericina B intravenosa. Ao contrário de outros agentes antifúngicos, o fluconazol pode ser administrado por via oral (100 mg/comprimido) ou intravenosa e tem menos efeitos secundários registados, sendo o mais comum a perturbação gastrointestinal. O fluconazol não deve ser utilizado em combinação com fenitoína. A eficácia e a segurança do fluconazol em comparação com a anfotericina B em crianças com menos de 3 anos não foram estabelecidas.

As infecções fúngicas orais ocorrem devido a alterações na flora oral resultantes do uso extensivo de antibióticos de largo espetro, esteróides, imunossupressão por quimioterapia e higiene oral e nutrição inadequadas. A infeção fúngica mais comum encontrada em crianças é a candidíase. As variações clínicas da candidíase mais frequentemente encontradas nas crianças são a candidíase pseudomembranosa, a queilite angular, a candidíase eritematosa e a candidíase mucocutânea.

O tratamento da candidíase é efectuado através da aplicação tópica de nistatina, clotrimazol e anfotericina e da administração sistémica de cetoconazol, fluconazol e itraconazol quando o tratamento tópico é ineficaz. Ao prescrever antifúngicos, o médico deve monitorizar de perto e reavaliar a resposta do doente de duas em duas semanas. Se a resposta for inadequada, o diagnóstico, a escolha do medicamento e a dosagem devem ser reavaliados. A forma de administração escolhida depende da capacidade e maturidade da criança para seguir as instruções. Os medicamentos são administrados até 2 dias após o desaparecimento dos sintomas. [187]

Exemplos de receitas:

Antifúngicos tópicos

Rx: Pomada de nistatina

Disp: tubo de 45 gm

Sig: Aplicar localmente, conforme indicado, com uma camada fina na área afetada 4-5 vezes/dia

Rx: Nistatina 100.000 unidades/ml suspensão oral

Disp: 300 ml

Sig: Enxaguar com 1 colher de chá (5 ml) durante 2 minutos 4-5 vezes/dia e expetorar.

Rx: Clotrimazol (Mycelex®) 10 mg trociscos

Disp: 70 troches

Sig: Dissolver 1 trocisco na boca 5 vezes/dia até desaparecer

Rx: Cetoconazol (Nizoral®) 2% creme

Disp: tubo de 45 gm

Sig: Aplicar localmente, conforme indicado, com uma camada fina na área afetada 4-5 vezes/dia.

Antifúngicos sistémicos resultados da cultura de diagnóstico. A decisão de utilizar antifúngicos sistémicos baseia-se em

Rx: Cetoconazol (Nizoral®) 200mg comprimidos

Disp: 20 comprimidos

Sig: Tomar 1 comprimido por dia

Rx: Fluconazol (Diflucan®) 100mg comprimidos

Disp: 22 comprimidos

Sig: Tomar 2 comprimidos no dia 1, depois 1 comprimido/dia até terminar

Tratamento da queilite angular

Rx:Iodoquinol e creme de hidrocortisona

Disp: tubo de 45 gm

Sig: Aplicar localmente conforme indicado 3-4 vezes/dia durante 10 dias a 2 semanas e reavaliar

Rx: Nistatina e pomada de acetonido de triamcinolona

Disp: tubo de 45 g

Sig: Aplicar localmente conforme indicado na área afetada 4 vezes/dia durante 10 dias a 2 semanas e reavaliar, [187]

MEDICAMENTOS ANTIVIRAIS DE USO CORRENTE EM ODONTOPEDIATRIA

Os avanços no tratamento farmacológico das infecções virais estão atrasados em relação ao tratamento das infecções bacterianas ou fúngicas. A razão deve-se à dificuldade em atingir graus adequados de toxicidade selectiva. Uma vez que a replicação dos vírus utiliza os mesmos mecanismos metabólicos essenciais para o funcionamento das células normais, era difícil encontrar medicamentos que inibissem o crescimento viral sem matar o hospedeiro. No entanto, os recentes avanços na investigação da replicação viral levaram à descoberta de agentes úteis para a atividade antiviral na cavidade oral. Os agentes não são muito eficazes e a melhor forma de os utilizar é logo que os sintomas aparecem. A terapia de suporte sistémica deve ser administrada em conjunto com os antivirais, o que inclui fluidos forçados, proteínas de alta concentração, suplementos alimentares de vitaminas e minerais e repouso. As infecções virais podem tornar-se secundariamente infectadas por bactérias que requerem antibióticos.

As infecções virais orais são mais frequentemente causadas pelo vírus do herpes simplex. O vírus do herpes zoster ou do herpes varicela-zoster pode causar erupções virais semelhantes que envolvem a mucosa oral.

O diagnóstico das infecções virais orais começa pela avaliação dos sinais e sintomas apresentados. Deve ser feita uma distinção entre as lesões associadas ao herpes e as úlceras aftosas que não têm uma etiologia viral [187]

As lesões virais (gengivoestomatite herpética) são caracterizadas por um início agudo de erupções vesiculares nos tecidos moles que rapidamente se rompem em pequenas ulcerações cobertas por uma pseudomembrana cinzenta amarelada rodeada por um halo eritematoso. As úlceras podem coalescer e formar ulcerações irregulares maiores. As lesões encontram-se na gengiva, língua, lábios do palato (labialis), mucosa bucal, amígdalas e faringe posterior. As úlceras cicatrizam gradualmente ao longo de 7-10 dias sem deixar cicatrizes. A doença é acompanhada por febre alta, mal-estar, irritabilidade, dor de cabeça e dor na boca durante os primeiros três dias de aparecimento. Surge normalmente em crianças entre os seis meses e os quatro anos de idade. O tratamento consiste na administração de aciclovir e numa terapia de apoio.

Contra-indicações: Hipersensibilidade ao aciclovir, ao valaciclovir ou a qualquer componente da formulação.

Advertências/Precauções: Utilizar com precaução em doentes imunocomprometidos. A segurança e a eficácia das formulações orais não foram estabelecidas em doentes pediátricos com menos de 2 anos de idade. A pomada destina-se apenas a uso externo nos lábios e no rosto. Não aplicar nos olhos ou no interior do nariz ou da boca. O tratamento deve ser iniciado ao primeiro sinal de sintomas.

A dose sistémica oral de aciclovir (administrada apenas em casos graves de HSV) é:

Crianças >= 2 anos e ≤ 40 kg: 20 mg/kg/dose (até 800 mg/dose) 4 vezes/dia durante 5 dias

Crianças > 40 kg e adultos: 800 mg/dose 4 vezes/dia durante 5 dias

As úlceras aftosas recorrentes (estomatite aftosa) são ulcerações dolorosas que ocorrem normalmente após o sexto ano de idade. A etiologia exacta é desconhecida. Os factores predisponentes incluem traumas, genética, infecções, alergias, doenças sistémicas, distúrbios hormonais, stress emocional, síndrome da imunodeficiência adquirida e outros. A mucosa oral móvel não queratinizada (mucosa bucal, mucosa labial, língua, pavimento da boca, palato mole e úvula) é a mais frequentemente afetada. As lesões caracterizam-se clinicamente por uma úlcera rasa, redonda e dolorosa com 3-6 mm de diâmetro. A úlcera é coberta por uma membrana branco-amarelada e está rodeada por um fino halo vermelho. As lesões podem ser únicas ou múltiplas e curam-se sem cicatrizes. Ao contrário das infecções virais, não há sintomas sistémicos associados (febre alta, mal-estar, etc.). O tratamento limita-se a um tratamento tópico para reduzir a dor e encurtar a evolução.

Exemplos de receitas:

Herpes simples (primário)

Rx: Aciclovir (Zovirax®) cápsulas de 200mg

Disp: 50 ou 60 cápsulas

Sig: Tomar 1 cápsula 5 vezes/dia durante 10 dias ou 2 cápsulas/3 vezes/dia durante 10 dias

Herpes simples (labial/recorrente)

Rx: Aciclovir (Zovirax®) 5% para Herpes labial (feridas frias)

Disp: 2gm

Sig: Aplicar 5 vezes/dia durante as horas de vigília durante 4 dias (começar quando os sintomas aparecem pela primeira vez)

Rx: Penciclovir (Denavir®) 5% pomada

Disp: 2gm

Sig: Aplicar localmente, conforme indicado, na lesão de 2 em 2 horas durante as horas de vigília (começar quando os sintomas aparecem pela primeira vez)

Rx: Docosanol (Abreva®) OTC ≥ 12 anos e adultos

Disp: tubo de 2gm

Sig: Aplicar na lesão 5 vezes/dia durante as horas de vigília durante 4 dias (começar quando os sintomas aparecem pela primeira vez)

Estomatite aftosa recorrente

Os volumes líquidos são prescritos para um curso de 2 semanas

Rx: Orabase® Barreira protetora (OTC)

Disp: 1 pacote

Sig: Aplicar localmente, conforme necessário, de 6 em 6 horas.

Rx: Difenidramina líquida (Benadryl®/ Kaopectate ou Maalox) / Lidocaína viscosa (misturar 1/3,1/3,1/3)

Disp: 8-24 oz (o farmacêutico pode cobrar por cada frasco de 8 oz dos ingredientes individuais)

Sig: Enxaguar 1-2 colheres de chá de 2 em 2 horas e expetorar.

Rx: Acetonido de triancinolona (Kenalog®) em Orabase 0,1%

Disp: tubo de 5 gm

Sig: Aplicar localmente, como indicado, sobre a lesão após cada refeição e ao deitar.

Rx: Fluocinonida (Lidex®) 0,05%

Disp: tubo de 45 g

Sig: Aplicar localmente, conforme indicado, na lesão 4 vezes/dia, [187]

PROBLEMAS ASSOCIADOS À UTILIZAÇÃO DE ANTIBIÓTICOS

A utilização de antibióticos não está isenta de perigos inerentes e cabe ao médico familiarizar-se completamente com a sua ação e utilização. Em nenhuma circunstância um antibiótico deve substituir o bom senso cirúrgico no tratamento de infecções odontogénicas, mas deve ser utilizado para complementar os conhecimentos científicos, o discernimento e a capacidade de matar do operador.

Alguns dos perigos associados à utilização de antibióticos são o desenvolvimento das seguintes doenças

Sensibilidade do paciente

Sempre que um agente antibiótico é prescrito, o doente pode ficar sensibilizado para o mesmo, o que impedirá a sua utilização futura. Sempre que um medicamento é administrado, tem a capacidade de evocar uma resposta de anticorpos e, se for posteriormente prescrito a um doente sensibilizado, pode produzir uma reação alérgica grave. Felizmente, a maioria dos doentes pode ter uma exposição repetida a um antibiótico específico sem nunca manifestar evidência de sensibilidade. Registaram-se alguns casos em que as pessoas foram sensibilizadas a um antibiótico conscientemente, tendo-o recebido anteriormente. Isto pode acontecer quando um medicamento com uma configuração química semelhante à do antibiótico foi administrado ao doente; daí a sensibilidade. Outra explicação possível é o facto de o doente poder ter recebido o antibiótico como contaminante nos alimentos ou noutra substância. O ponto importante a ter em conta é que não se deve prescrever um agente antibiótico indiscriminadamente. Qualquer dose pode sensibilizar o doente ao medicamento e impedir a sua utilização futura. Por exemplo, se a penicilina fosse administrada para o tratamento de uma gengivite ligeira e o doente desenvolvesse uma erupção cutânea grave devido ao agente, a sua utilização subsequente seria provavelmente contra-indicada.

Hipersensibilidade e reacções anafiláticas

Uma vez que um doente tenha sido sensibilizado para um medicamento, a sua utilização subsequente pode evocar uma reação de hipersensibilidade ou uma reação anafilactóide. Para evitar estas reacções alérgicas, o médico deve ter em conta o historial de medicamentos do doente. A importância de uma história detalhada dos medicamentos permite ao médico identificar os doentes com sensibilidades positivas manifestadas por reacções cutâneas anteriores, febre medicamentosa ou outros fenómenos alérgicos.

Se o doente for gravemente alérgico ao medicamento, mesmo uma quantidade mínima de medicamento pode provocar uma reação alérgica. E houve reacções fatais em doentes a quem foram administradas quantidades mínimas do medicamento durante os testes cutâneos. 188

O tipo mais grave de reação que um doente pode ter após a administração de um antibiótico é a reação anafiláctica, que pode causar morbilidade ou morte. Esta reação é caracterizada por polpa impalpável e perda de consciência. Pode ou não ser acompanhada de edema facial ou laríngeo e urticária generalizada. Por conseguinte, é imperativo que o dentista ou o médico se certifique de que o doente não é sensível a um medicamento antes de o prescrever. A melhor forma de obter informações sobre a sensibilidade aos medicamentos é fazer um historial detalhado e fazer perguntas específicas sobre medicamentos anteriores que o doente possa ter tomado ou sobre qualquer reação que tenha tido.

Reacções tóxicas

Quase todos os agentes antibióticos têm a capacidade de produzir uma reação tóxica no hospedeiro. Uma reação tóxica deve-se a uma sobredosagem do medicamento. Por conseguinte, ao prescrever antibióticos, é importante utilizar a quantidade mínima do agente que dará a resposta terapêutica desejada e, assim, reduzir a possibilidade de reacções decorrentes de uma sobredosagem. Um exemplo de uma manifestação tóxica de um agente antibiótico é a depressão da medula óssea que foi observada com o cloranfenicol e as sulfonamidas. Podem também ocorrer reacções tóxicas quando certos antibióticos são utilizados em doses que podem ser consideradas normais em doentes com envolvimento sistémico grave do sistema de órgãos, o que pode impedir a desintoxicação e a eliminação do medicamento. Um exemplo deste facto é o efeito da tetraciclina em caso de insuficiência renal grave.

Desenvolvimento de estirpes resistentes

Cada agente antibiótico tem um determinado organismo contra o qual é eficaz. É o que se designa frequentemente por espetro antibiótico. Por exemplo, a penicilina é considerada particularmente eficaz contra as bactérias gram-positivas, mas menos eficaz contra as bactérias gram-negativas.

No entanto, não é invulgar que os organismos se tornem resistentes aos agentes antibióticos. Existem duas teorias principais sobre o desenvolvimento da resistência aos medicamentos pelos microrganismos, nomeadamente a mutação e a adaptação.

A maioria das grandes colónias de bactérias dá origem a algumas estirpes mutantes que são mais resistentes a um determinado antibiótico do que o resto das bactérias da colónia. Estas estirpes mutantes surgem independentemente da exposição ao agente antibiótico e pensa-se que se devem à variação normal do agente genético durante a reprodução das bactérias. Estas estirpes mutantes podem não ser afectadas pelos agentes antibióticos e, por sua vez, os organismos que produzem também apresentam resistência aos medicamentos. O importante é que a segunda e terceira gerações destes mutantes resistentes podem tornar-se extremamente resistentes e não serem afectadas pela maior concentração possível de antibiótico 88

A segunda teoria relativa à resistência aos medicamentos diz respeito à capacidade do organismo para desenvolver vias metabólicas alternativas que não são completamente afectadas pelo mecanismo de ação do agente antibiótico. Embora esta teoria de adoção tenha sido postulada, ainda carece de provas definitivas e a maioria das autoridades considera que o desenvolvimento de estirpes mutantes é a causa mais comum de organismos resistentes aos medicamentos. Um exemplo de organismo resistente a medicamentos é o estafilococo resistente à penicilina, que é comummente encontrado em infecções adquiridas em hospitais.

É possível prevenir o desenvolvimento de estirpes de bactérias altamente resistentes através da tilização de uma concentração adequada de agente antibiótico. Para proporcionar um nível terapêutico que não só inibe ou mata as bactérias sensíveis numa determinada colónia, mas que também pode ser eficaz contra a primeira geração de estirpes mutantes. A terapia intermitente com uma concentração ineficaz do medicamento contribui para o desenvolvimento de estirpes resistentes e deve ser evitada.

Superinfecções

Quando se prescreve um agente antibiótico para o tratamento de um processo infecioso, todas as bactérias do organismo que são sensíveis a esse antibiótico serão mortas ou o seu crescimento será inibido. Como resultado desta supressão das bactérias sensíveis pelo antibiótico, pode haver um crescimento excessivo de outros microrganismos não susceptíveis que podem produzir uma infeção de consequências mais graves do que aquela para a qual o antibiótico foi prescrito. Está bem documentado o desenvolvimento de infecções concomitantes por leveduras (candida albicans) que podem resultar da utilização de certos antibióticos durante um longo período de tempo. Em particular, a possibilidade de superinfeção deve ser lembrada aquando do tratamento de infecções na cavidade oral .[188]

UTILIZAÇÃO INCORRECTA DE ANTIBIÓTICOS

A resistência é uma consequência inevitável da utilização de antibióticos. Considera-se que os benefícios da utilização de antibióticos para a sociedade são tão grandes que um certo nível de resistência evoluída é tolerável e aceite como um custo social. A preocupação reside no ritmo a que estão a surgir estirpes resistentes de bactérias e nos comportamentos humanos que promovem uma resistência mais rápida. A intuição, os modelos matemáticos e as observações empíricas prevêem e fornecem provas de que a taxa de evolução da resistência numa comunidade ou num hospital está diretamente relacionada com a magnitude da utilização de antibióticos. Não é por acaso que a frequência de bactérias resistentes a antibióticos entre países é proporcional às suas taxas relativas de utilização de antibióticos.

De acordo com o Dr. Thomas J Pallasch 90, o uso indevido de antibióticos em medicina dentária envolve principalmente a sua prescrição em "situações inadequadas" ou durante demasiado tempo, o que inclui a administração de antibióticos após a conclusão de um procedimento dentário num doente saudável para "prevenir" uma infeção, que muito provavelmente não ocorrerá: A utilização de antibióticos como "analgésicos, particularmente em endodontia; a utilização de antibióticos para profilaxia em pacientes sem risco de bacteremias metastáticas.

Assim, a partir da observação anterior, podemos dizer que os antibióticos são os medicamentos mais amplamente utilizados de forma abusiva com base em indicações, dosagens e duração de utilização inadequadas. Cerca de metade de todos os antibióticos utilizados nos hospitais são administrados a muitos doentes sem sinais ou sintomas de infeção, em muitos casos para "prevenir" a infeção e para garantir que "tudo foi feito" para evitar críticas posteriores. Os antibióticos são frequentemente utilizados como "drogas do medo" para encobrir potenciais erros de omissão ou de comissão e evitar uma alegação de negligência.

Nos hospitais, um terço dos antibióticos é utilizado empiricamente, um terço para a profilaxia de 192, e um terço, e um terço com testes de cultura e sensibilidade adequados. A procura tem sido de antibióticos de largo espetro, o que criou um ciclo vicioso ao perturbar ainda mais a ecologia microbiana hospitalar e ao fomentar uma resistência microbiana ainda maior.

Os dentistas prescrevem 7-11% de todos os antibióticos comuns (beta-lactâmicos, macrólidos, tetraciclinas, metronidazol, clindamicina) e o abuso desses antibióticos pode ser substancial. 194 Em Inglaterra, 33% a 87% de vários antibióticos foram considerados inadequadamente prescritos por dentistas, de acordo com o Dental Practitioners Formulary, 195 Os especialistas em Inglaterra concordam que os antibióticos são utilizados durante demasiado tempo no tratamento de infecções orofaciais e que durações mais curtas são mais adequadas e reduzem a seleção de micróbios resistentes aos medicamentos, [196]

Num inquérito sobre a utilização de antibióticos por 1606 membros da Associação Americana de Endodontistas, 12,5% utilizaram antibióticos como analgésico para a dor pós-tratamento; 37,3% como profilaxia antibiótica após a cirurgia; 44,8% após incisão e drenagem sem envolvimento sistémico ou imunossupressão do doente; e 12% a 54% em situações em que não são eficazes, como as seguintes:

1) Pulpite irreversível com sintomas moderados-graves com ou sem sintomas de periodontite apical.
2) Polpas necróticas assintomáticas com periodontite apical crónica mas sem tumefação
3) Polpas necróticas com periodontite apical aguda, sem inchaço e com sintomas moderadamente graves
4) Polpas necróticas assintomáticas com periodontite periapical crónica com ou sem trato sinusal 196

Os autores concluíram que não houve grandes alterações nos últimos 25 anos.

A utilização inadequada de antibióticos em medicina dentária inclui as seguintes situações:

- Terapia antibiótica iniciada após a cirurgia para prevenir uma infeção improvável de ocorrer e não documentada como eficaz para este fim por ensaios clínicos.
- Não utilização de antibióticos profilácticos de acordo com os princípios estabelecidos para essa utilização.
- Utilização de antibióticos como analgésicos em endodontia.
- Utilização excessiva em situações em que os doentes não estão em risco de infecções metastáticas.
- Antibioticoterapia em vez de incisão e drenagem.
- Administração de antibióticos para evitar alegações de negligência.
- Administração em situações impróprias dosagem e duração da terapia. [192]

AVANÇOS RECENTES

Para manter a atividade antimicrobiana, é necessária a administração frequente de formulações convencionais de muitos antibióticos com meia-vida curta. Caso contrário, a concentração abaixo da CIM ocorre frequentemente no decurso do tratamento anti-infecioso, o que induz a resistência aos antibióticos. Ao manter uma concentração plasmática constante do fármaco acima da CIM durante um período prolongado, as formas de dosagem de libertação prolongada maximizam o efeito terapêutico dos antibióticos, minimizando a resistência aos antibióticos. Outra vantagem indiscutível da formulação de libertação prolongada é a melhoria da adesão do doente. Para obter melhores propriedades de libertação, nos últimos anos, foram introduzidos muitos materiais na matriz e no revestimento do sistema de libertação prolongada. Os materiais que têm sido amplamente utilizados na indústria são materiais de matriz hidrofílica, como a hidroxipropilmetilcelulose. A excelente biocompatibilidade e os estudos laboratoriais alargados conferem aos polímeros biodegradáveis um grande potencial para aplicações industriais. Além disso, parece que a investigação sobre materiais adaptados, obtidos por modificação química dos materiais existentes ou por combinação de diferentes suportes em misturas físicas, ainda tem um longo caminho a percorrer. Entretanto, com o desenvolvimento de polímeros e nanocarreadores porosos inorgânicos, a nanotecnologia é cada vez mais aplicada para a administração alargada de antibióticos.

Foram lançadas no mercado muitas preparações antibióticas de libertação sustentada que demonstraram ser superiores às formulações convencionais. Com o desenvolvimento da nanotecnologia, a investigação sobre sistemas de administração de antibióticos baseados em nanopartículas pode tornar-se uma tendência. A preparação de libertação sustentada tem um papel primordial no domínio da administração de antibióticos. Nos últimos anos, foram alcançados grandes progressos nas formulações de libertação prolongada de medicamentos antimicrobianos. Um dos factores que impulsionam estes progressos é o desenvolvimento de materiais de libertação lenta. Esta análise fornece uma visão geral dos novos materiais de formulação que são introduzidos no sistema de libertação modificada de antimicrobianos.

Materiais utilizados em preparações de libertação sustentada para sistemas de administração de antibióticos

De acordo com o mecanismo subjacente à ação prolongada, os materiais podem ser divididos em duas categorias principais: materiais de matriz e materiais de revestimento. Além disso, as formações complexas são também importadas como transportadores para a libertação retardada de antibióticos[197]

Materiais de matriz.

O sistema de matriz é o método mais simples e económico para fabricar uma forma de dosagem de libertação prolongada e é fácil de produzir à escala industrial em equipamento convencional. No sistema de matriz, o fármaco é combinado e transformado em grânulos com excipientes que alteram a taxa de libertação do fármaco. De acordo com os materiais utilizados, os sistemas matriciais têm mecanismos diferentes para a ação controlada. Os materiais de matriz mais comummente utilizados são materiais hidrofílicos expansíveis. Uma vez expostos a um meio aquoso, segue-se um processo sucessivo de hidratação do polímero, formação de gel na superfície do polímero e subsequente libertação contínua do fármaco. Outro grupo de materiais matriciais é o dos materiais biodegradáveis. Ao incorporar o fármaco em materiais matriciais de erosão lenta, que se desgastam com os fluidos corporais, consegue-se a libertação progressiva do fármaco. Além disso, um sistema mucoadesivo de libertação de fármacos pode prolongar o tempo de permanência dos fármacos no local de absorção ou aplicação, prolongando assim o tempo de absorção.

Materiais biodegradáveis

Neste sistema, a libertação de fármacos da matriz depende principalmente da degradação dos materiais da matriz e da difusão dos fármacos a partir dos polímeros. Os materiais biodegradáveis utilizados em formulações de libertação sustentada podem servir como materiais de matriz, microesferas e suportes de implantes. Os polímeros biodegradáveis incluem duas categorias: polímeros naturais (por exemplo, hemaleucina, gelatina) e polímeros sintéticos (por exemplo, poliésteres, poliortoésteres, polialquil a-cianoacrilato, poliaminoácido). Estes materiais podem ser hidrolisados ou degradados por enzimas no ambiente fisiológico e, eventualmente, absorvidos ou metabolizados em água. A sua biocompatibilidade e imunogenicidade não alergénica fazem com que tenham boas perspectivas de aplicação em sistemas de administração de medicamentos[197]

Materiais utilizados em nanopartículas para sistemas de administração de antibióticos

Nas últimas décadas, as aplicações da nanotecnologia têm sido amplamente exploradas em muitas áreas médicas, especialmente na administração de medicamentos. Uma das áreas que tem beneficiado com este avanço é a microbiologia. Uma revisão valiosa sobre o desenvolvimento de nanopartículas para a libertação de fármacos antimicrobianos é feita por Zhang et al. 19% Neste artigo, centramo-nos no papel de libertação sustentada das nanopartículas para a libertação de antibióticos e nos materiais utilizados para essa libertação. Devido ao seu tamanho ultra-pequeno, as formulações de nanopartículas têm muitas vantagens em relação às formas de dosagem tradicionais. No que diz respeito à contribuição para a ação prolongada do agente ativo, são capazes de melhorar a solubilidade sérica dos fármacos, prolongar o tempo de circulação sistémica e libertar os fármacos de forma sustentada e controlada[1]99. Além disso, as nanopartículas carregadas de antibióticos podem entrar nas células hospedeiras através da endocitose e, em seguida, libertar cargas de fármacos para tratar infecções intracelulares induzidas por micróbios.

Apesar dos progressos alcançados na administração convencional, tem sido dada uma atenção crescente às nanopartículas, cuja principal vantagem reside no seu tamanho ultra-pequeno e nas suas caraterísticas de longa circulação. No entanto, até à data, apenas alguns agentes antimicrobianos baseados em nanopartículas foram aprovados para utilização clínica.

A limitação da sua aplicação deve-se principalmente ao custo elevado e à carga insatisfatória do fármaco.

Nos últimos anos, o número de disponibilidade de novos agentes antimicrobianos para utilização humana em todo o mundo tem sido inferior ao registado no passado recente. Não foram desenvolvidas novas classes de antimicrobianos nos trinta e sete anos que decorreram entre a introdução do ácido nalidíxico (1962) e da linezolida (2000) e todos os antimicrobianos que entraram no mercado durante este período foram modificações das moléculas existentes.

Antibiótico com bio-estimulante

Um bio-intensificador é um agente capaz de aumentar a biodisponibilidade e a eficácia de um fármaco com o qual é co-administrado, sem qualquer atividade farmacológica própria na dose terapêutica utilizada200. Os bio-intensificadores podem ser utilizados para aumentar a eficácia dos antibióticos habitualmente utilizados, como a combinação da tetraciclina antibiótica com a loperamida, um fármaco não antibiótico, que tende a aumentar a eficácia da tetraciclina através do aumento da sua permeabilidade201; O destilado de urina de vaca (CUD) pode atuar como um potencial alvo terapêutico para aumentar a atividade dos agentes antibacterianos. O CUD, quando combinado com a rifampicina, aumentou a atividade do fármaco em cerca de 5-7 vezes contra a E.coli e 3-11 vezes contra as bactérias gram-positivas [200],

Há uma necessidade urgente de compreender completamente os vários aspectos da resistência aos medicamentos nos micróbios, o que pode ajudar na escolha de bons alvos, vitais para a descoberta de novos medicamentos antibacterianos. Num futuro próximo, o próximo desafio será identificar novos agentes para o tratamento de agentes patogénicos Gram-negativos multirresistentes que estão a surgir a um ritmo acelerado.

CONCLUSÃO

Embora muito breve, tanto à escala da evolução global como da história humana, a era dos antibióticos passou por muitos altos e baixos, proporcionando-nos lições valiosas sobre muitos aspectos do funcionamento do mundo microbiano que nos rodeia. No entanto, os microrganismos utilizam mecanismos naturais para se protegerem contra os ataques maciços de antibióticos continuamente lançados pela humanidade desde a altura da descoberta dos antibióticos. Embora a maioria das infecções tenha sido controlada, este equilíbrio no braço é frágil, uma vez que, durante os 4 mil milhões de anos de evolução, o mundo microbiano acumulou uma enorme diversidade de mecanismos metabólicos e de proteção que podem ser mobilizados em resposta a uma forte seleção.

Tendo em conta que a maioria dos organismos responsáveis pelas infecções dentárias são sensíveis à penicilina, este medicamento é o antibiótico de eleição. Se o doente for sensível à penicilina, então a eritromicina, devido ao seu espetro antibiótico semelhante, deve ser considerada como o próximo fármaco de escolha. No caso de infecções mistas compostas por organismos gram-positivos e gram-negativos, podem ser utilizadas tetraciclinas. No entanto, devido aos seus efeitos na dentição, é melhor evitar a sua utilização enquanto os dentes estão a ser calcificados.

A utilização adequada e correta dos antibióticos é essencial para garantir a disponibilidade de um tratamento eficaz e seguro. Devem ser evitadas práticas que possam aumentar a resistência microbiana. Para melhorar os padrões de cuidados, os dentistas precisam de estar actualizados nos seus conhecimentos de farmacologia na formação dentária, bem como na formação contínua, com uma avaliação contínua das práticas dentárias, uma melhor compreensão da patogénese destas infecções, incluindo a resposta imunitária do hospedeiro à bacteriemia, juntamente com ensaios clínicos prospectivos, que permitirão tomar decisões mais baseadas na evidência. A decisão de utilizar ou não antibióticos, e o potencial de utilização incorrecta destes medicamentos, é uma questão de rotina na prática dentária. As complicações associadas à resistência bacteriana aos antibióticos ditam que os médicos não prescrevam antibióticos a menos que estejam claramente indicados. Ao tratar um doente com qualquer uma das condições discutidas neste artigo, o dentista deve procurar evitar a infeção sistémica com origem na cavidade oral. A seleção do agente antibiótico adequado e a sua utilização judiciosa é a necessidade do momento para evitar o risco de resistência bacteriana. Um trabalho de equipa com um pediatra é importante quando se trata de pacientes pediátricos com doenças sistémicas. Temos de aprender e ser mais precisos na utilização de antibióticos para combater os agentes patogénicos e limitar o uso indiscriminado de antibióticos e outras práticas que aceleram o aparecimento de novos mecanismos de resistência. A investigação do mundo microbiano que nos rodeia para determinar os potenciais mecanismos de resistência aos antibióticos e a sua disseminação pode ajudar a conceber medidas preventivas e de alerta precoce para manter a eficácia dos antimicrobianos. É necessário o máximo cuidado quando se lida com a população pediátrica, uma vez que a negligência ou o menor desconhecimento podem afetar o seu futuro produtivo e livre de doenças na idade adulta.

BIBLIOGRAFIA

- Antibióticos, Biblioteca Nacional de Medicina dos EUA.
- Posso beber álcool enquanto estou a tomar antibióticos? NHS Diret (serviço eletrónico de saúde do Reino Unido) 2010.
- Fichas de informação para peritos. Centro Europeu de Prevenção e Controlo das Doenças 2014.
- O relatório global da OMS1 sobre a resistência aos antibióticos revela uma grave ameaça à saúde pública a nível mundial. A Organização Mundial de Saúde 2014.
- Waksman SA. O que é um antibiótico ou uma substância antibiótica? Mycologia 1947;39(5):565-569.
- Williams KJ. A introdução da quimioterapia com arsphenamine - a primeira bala mágica. J R Soc Med 2009;102(8):343-8.
- Goodman, Louis, Gilman, Alfred. The Pharmacological Basis of Therapeutics 1941.
- Aminov RI. Uma breve história da era dos antibióticos: lições aprendidas e desafios para o futuro. Front Microbiol 2010;1:134.
- Fisiologia ou Medicina - Discurso de apresentação1939. Recuperado em 14 de janeiro de 2015.
- Pankey GA, Sabath LD. Relevância clínica dos mecanismos de ação bacteriostáticos versus bactericidas no tratamento de infecções bacterianas Gram positivas. Clin Infect Dis 2004;38 (6):864-870.
- Mascio CT, Alder JD, Silverman JA. Ação bacteriocida da daptomicina contra células de Staphylococcus aureus em fase estacionária e não em divisão. Antimicrob Agents Chemother 2007;51(12):4255-60.
- Pelczar MJ, Chan ECS, Krieg NR. Interação Hospedeiro-Parasita; Resistência Não Específica do Hospedeiro. Microbiology Concepts and Applications 1999;478-479.
- Rhee KY, Gardiner DF. Clinical relevance of bacteriostatic versus bactericidal activity in the treatment of gram-positive bacterial infections. Clin Infect Dis 2004;39(5):755-6.
- Wiegand I, Hilpert K, Hancock REW. Métodos de diluição em ágar e borth para determinar as concentrações inibitórias mínimas (CIM) de substâncias antimicrobianas. Nature Protocols 2008;3(2):163-175.
- Spanu T, Santangelo R, Andreitti F, Cascio GF, Velardi G, Fadda G. Antibioticoterapia para infecções bacterianas graves: correlação entre quociente inibitório e resultado. Int J Antimicrob Agents 2004;23(2).
- Sharma KK, Sangraula H, Mendiratta PK. Alguns novos conceitos na terapia com medicamentos antibacterianos. Indian J Pharmac 2002;34(6):390-396.

- Gellis, SS Kagan, BM: Current Pediatric Therapy, Philadelphia, WB Saunders co 1971.
- Megran DW, Scheifele DW, Chow AW.Infecções odontogénicas. Pediatr Infect Dis 1984;3(3):257.
- Microbiologia sem limites. Descoberta de antibióticos julho de 2014.
- Bassett EJ, Keith MS, Armelagos GJ, Martin DL, Villanueva AR. Osso humano marcado com tetraciclina da antiga Núbia sudanesa. Science 1980;209:1532-1534.
- Nelson ML, Dinardo A, Hochberg J, Armelagos GJ. Breve comunicação: caraterização espectroscópica de massa da tetraciclina nos restos esqueléticos de uma população antiga da Núbia sudanesa. Am J Phys Anthropol 2010;143:151-154.
- Cook M, Molto E, Anderson C. Fluorochromelabelling in Roman period skeletons from Dakhleh Oasis, Egypt. Am J Phys Anthropol 1989;80:137-143.
- Falkinham JO, Wall TE, Tanner JR, Tawaha K, Alali FQ, Li C, Oberlies NH.Proliferação de bactérias produtoras de antibióticos e produção concomitante de antibióticos como base para a atividade antibiótica dos solos vermelhos da Jordânia. Appl Environ Microbiol 2009;75:2735-2741.
- Sobell HM. Actinomicina e transcrição de ADN Proc Nat Acad Sci 1985;82:5328-5331.
- Cui L, Su XZ. Descoberta, mecanismos de ação e terapia combinada da artemisinina. Expert Rev Anti Infect Ther 2009;7:999-1013.
- Lederberg J: Infectious history. Science 288:287-293, 2000.
- Fleming A. Classics in infectious diseases: on the antibacterial action of cultures of a penicillium, with special reference to their use in the isolation of B. influenzae by Alexander Fleming. Br J Exp Pathol1929;10:226-236.
- Sykes R. Penicillin: from discovery to product (Penicilina: da descoberta ao produto). World Health Org 2001;79(8):778- 779.
- Ehrlich P, Hata S. Die Experimentelle Chemotherapie der Spirilosen. Berlim: Julius Springer 1910.
- Mahoney J, Arnold R, Harris A. Penicillin treatment of early syphilis. Um relatório preliminar. Verer Dis Inform 1943:24:355-357.
- Lloyd NC, Morgan HW, Nicholson BK, Ronimus RS. A composição do Salvarsan de Ehrlich: resolução de um debate centenário. Angew Chem Int Ed 2005;44:941-944.
- Domagk G. EinBeitragzurChemotherapie der bakteriellenInfektionen. Dtsch Med Wochenschr 1935;61:250.

- Enne VI, Bennett PM, Livermore DM, Hall LM. Enhancement of host fitness by the sul2-coding plasmid p9123 in the absence of selective pressure. J Antimicrob Chemother 2004;53:958-963.
- Walsh CT. Antibiotics: Actions, Origins, and Resistance. Washington, DC: ASM Press 2003.
- Fleming A. On antibacterial action of culture of Penicillium, with special reference to their use in isolation of B influenza. Br J ExpPathol1929;10:226-236.
- Chain E, Florey HW, Gardner AD, Heatley NG, Jennings MA, Orr-Ewing J, Sanders AG. O clássico: a penicilina como agente quimioterapêutico. ClinOrthopRelat Res 2005;439:23-26.
- Emmerich R, Löw O. Bakteriolytische enzyme Immunitätunddie Heilung von Infections ZH 1899;31:1-65.
- Hays EE, Wells IC, Katzman PA, Cain CK, Jacobs FA, Thayer SA, Doisy EA, Gaby WL, Roberts EC, Muir RD, Carroll CJ, Jones LR, Wade NJ. Substâncias antibióticas produzidas por Pseudomonas aeruginosa. J Biol Chem1945;159:725-750.
- Dubern JF, Diggle SP. Deteção de quorum por 2-alquil-4-quinolonas em Pseudomonas aeruginosa e outras espécies bacterianas. MolBiosyst 2008;4:882-888.
- Kaufmann GF, Sartorio R, Lee SH, Rogers CJ, Meijler MM, Moss JA, Clapham B, Brogan AP, Dickerson TJ, Janda KD. Revisitando o quorum sensing: descoberta de funções químicas e biológicas adicionais para as lactonas 3-oxo-N-acil-homoserina. Pro Natl Acad Sci 2005;102:309-314.
- Chopra I, Hesse L, O'Neill A. Discovery and development of new anti-bacterial drugs in Pharmacochemistry Library. Trends in Drug Research III, (Amesterdão: Elsevier) 2002:32:213-225.
- Sepkowitz, Kent A. Cem anos de Salvarsan. New Eng J of Med Jul 2011;365(4):291-293.
- Powers, JH. Antimicrobial drug development the past, the present, and the future (Desenvolvimento de medicamentos antimicrobianos: o passado, o presente e o futuro). Clinical Microbiology and Infection 2004;10(4):23-31.
- Calderon CB, Sabundayo BP. Classificações antimicrobianas: Drugs for Bugs.Antimicrobial Susceptibility Testing Protocols.CRC Press, Taylor & Frances group 2007.
- Finberg RW, Moellering RC, Tally FP, et al. The importance of bactericidal drugs: future diretions in infectious disease. Clin Infect Dis 2004;39(9):1314-20.
- Cunha BA. Antibiotic Essentials. Jones & Bartlett Learning 2009.
- Srivastava A, Talaue M, Liu S, Degen D, Ebright R, Sineva E et al. Novo alvo de inibição da polimerase: região Switch. CurrOpinMicrobiol 2011;14(5):532-43.

- Tripathi KD. Medicamentos antimicrobianos. Essentials of Medical Pharmacology 2008. 49;(12):668-669.
- Thredlekd, DS.Drug facts and comparisons.Facts and comparisons.AHFS Drug Information, American Society of Health System Pharmacists, Inc., Bethesda 2006.
- Sande MA.Goodman and Gilman's-The pharmacological Basis of Therapeutics Pergamon in Principles and practices of Infectious Diseases 1990:1065-1097.
- Goodman Gilman. Goodman and Gilman's the Pharmacological Basis of Therapeutics. Pergamon Press, Elmsford 1990:1117-1145.
- Streigbigel NH.Principles and Practices of Infectious Diseases.Churchill Livingstone New York 1995:334-346.
- Sande MA. Goodman and Gilman's-The pharmacological Basis of Therapeutics.Principles and practices of Infectious Diseases 1990:1047-1064.
- Centro de Controlo e Prevenção de Doenças. MMW 1993:42:1-7.
- Halpern SA. American pediatrics: the social dynamic of professionalism. Berkeley: University of California Press 1988:52.
- Ritschel WA. Handbook of basic pharmacokinetics. Drug dosage in children 2nd ed. Hamilton, III: Drug Intelligence 1980:296-310.
- Kearns GL. Impacto da farmacologia do desenvolvimento na conceção de estudos pediátricos: superando os desafios. J Allergy Clin Immunol 2000;106:128-138.
- Agunod M, Yamaguchi N, Lopez R, Luhby AL, Glass GB. Estudo correlativo da secreção de ácido clorídrico, pepsina e fator intrínseco em recém-nascidos e bebés. Am J Dig Dis 1969;14:400-14.
- Rodbro P, Krasilnikoff PA, Christiansen PM. Função secretora das células parietais na primeira infância. Scand J Gastroenterol 1967;2:209-13.
- Huang NN, High RH. Comparação dos níveis séricos após a administração de preparações orais e parenterais de penicilina a bebés e crianças de vários grupos etários. J Pediatr 1953;42:657-68.
- Morselli PL, Franco-Morselli R Bossi L. Clinical pharmacokinetics in newborns and infants Age related differences and theraupeutic implications.Clin Pharmacokinet 1980,5:485-527,
- Bartelink IH, Rademaker CM, Schobben AF, van den Anker JN. Orientações sobre a dosagem pediátrica com base na fisiologia do desenvolvimento e em considerações farmacocinéticas. Clin Pharmacokinet 2006,45:1077-1097.
- Stewart CF, Hampton EM. Efeito da maturação na disposição de medicamentos em pacientes pediátricos. Clin Pharm1987;6:548-564.

- Strolin Benedetti M, Whomsley R, Baltes EL. Differences in absorption, distribution, metabolism and excretion of xenobiotics between the paediatric and adult populations (Diferenças na absorção, distribuição, metabolismo e excreção de xenobióticos entre as populações pediátrica e adulta). Expert Opin Drug Metab Toxicol 2005;1:447-471.
- Brown, RD, Campoli-Richards DM. Antimicrobial therapy in neonates, infants and children (Terapia antimicrobiana em neonatos, bebés e crianças). Clin Pharmacokinet 1989;17(1):105-115.
- Koren G. Princípios de monitorização de medicamentos terapêuticos no neonato. National Academy of Clinical Biochemistry.Clin Chem 1997;43:222-227.
- Butler DR, Kuhn RJ, Chandler MH.Farmacocinética de agentes anti-infecciosos em doentes pediátricos. Clin Pharmacokinet 1994;26:374-395.
- Meissner HC, Smith AL. A situação atual do cloranfenicol. Pediatria 1979:64:348-356.
- McCracken GH, Jr., Ginsburg CM, Clahsen, JC, Thomas ML. Pharmacologic evaluation of orally administered antibiotics in infants and children (Avaliação farmacológica de antibióticos administrados por via oral em bebés e crianças): Efeito da alimentação na biodisponibilidade. Pediatrics 1978;62:738-743.
- StrolinBenedetti M, BaltesEL. Drug metabolism and disposition in children. Fundam Clin Pharmacol 2003;17:281-299.
- Paisley JW, Smith AL, Smith DH. Gentamicina em recém-nascidos: comparação da administração intramuscular e intravenosa. Am J Dis Child 1973;126:473-477.
- Driessen OHJ, Sorgedrager N, Michel MF, Kerrebijn KF,Hermans J. Pharmacokinetic aspects of therapy with ampicillin and kanamycin in newborn infants. Eur J Clin Pharmacol 1978;13:449-457.
- Koukouritaki SB, Manro JR, Marsh SA, Stevens JC, Rettie AE, McCarver DG, Hines RN. Developmental expression of human hepatic CYP2C9 and CYP2C19. J Pharmaco Exp Ther 2004;308:965-974.
- Cohen-Wolkowiez M, Moran C, Benjamin DK Jr, Smith PB.Agentes antifúngicos pediátricos. Curr Opin Infect Dis 2009;22:553-558.
- McLeod HL, Relling MV, Crom WR, Silverstein K, Groom S, Rodman JH, Rivera GK, Crist WM, Evans WE. Disposição de agentes antineoplásicos em crianças muito pequenas. Br J Cancer Suppl 1992;18:S23-S29.
- Kearns GL, Abdel-Rahman SM, Alander SW, Blowey DL, Leeder JS, Kauffiman RE. Developmental pharmacology-disposição de medicamentos, ação e terapia em bebés e crianças. N Eng J Med 2003;349:1157-1167.
- Kurz H, Michels H, Stickel HH. Differences in the binding of drugs to plasma proteins from newborn and adult man II (Diferenças na ligação dos fármacos às proteínas

plasmáticas do recém-nascido e do homem adulto II). Eur J Clin Pharmacol 1977;11:469-472.

- Rane A, Wilson JT. Clinical pharmacokinetics in infants and children (Farmacocinética clínica em bebés e crianças). Clin Pharmacokinet 1976;1:2-24.
- Rouledge PA. Pharmacokinetics in children J. Antimicrob Chemother 1994;34(A):19-24.
- Alcorn J, McNamara PJ. Ontogenia das vias de depuração sistémica hepática e renal em lactentes: Parte II. Clin Pharmacokinet 2002;41:1077-1094.
- Hua MJ, Kun HY, Jie CS, Yun NZ, De WQ, Yang Z. Ensaio da microalbumina urinária e da proteína de ligação ao retinol para verificar o desenvolvimento e a maturação dos nefrónios das crianças. Clin Chem Acta1997;264:127-132.
- Dağoğlu T, Görak G.Princípios de medicação para recém-nascidos. Nobel Tıp Kitabevleri 743-755.
- Dodson TB, Perrott DH, Kaban LB. Infecções maxilofaciais pediátricas: estudo retrospetivo de 113 pacientes. J Oral Maxillofac Surg 1989;47:327-330.
- Pala Z, Baktır G. Drug use in children2011.
- Reed MD, Besunder JB. Farmacologia do desenvolvimento - base ontogénica da deposição de escória. PediatrClin North Am 1989;36(5):1053-1074.
- Sánchez AR, Rogers RS III, Sheridan PJ. Coloração dos dentes e da cavidade oral por tetraciclina e outros derivados da tetraciclina. Int J Dermatol 2004;43(10):709- 715.
- Schaad UB. Uso de novas quinolonas em pediatria.Isr J Med Sci 1994;30(5- 6):463-468.
- Werk LN, Baucher H. Considerações práticas no tratamento de crianças com antimicrobianos em ambulatório. Drugs 1998;55(6):779-790.
- Axon SE, Hall B. Um método inovador de administração de medicação intravenosa a crianças. Pediar Nursing 1994;20(4):341-344.
- Losk JD, Gyuro J. Pediatric intramuscular Injections; do you the procedure and complications? Pediatr Emerg Care 1992;8(2):79-81.
- Dajani AS, Taubert KA, Wilson W. Prevention of bacterial endocarditis: recommendations by the American 1997;277(22):1794-1801. Heart Association. JAMA
- Roberts GJ, Watts R, Longhurst P, Gardner P. Bacteremia de origem dentária e sensibilidade antimicrobiana após procedimentos cirúrgicos orais em crianças. Pediatr Dent 1998;20(1):28-36.
- Marathaki E, Pollard MA, Curzon ME. O efeito da sacarose em medicamentos no pH da placa bacteriana.Int J Paed Dent 1995;5(4):231-235.

- Dajani AS, Taubert KA, Wilson W. Prevention of bacterial endocarditis: recommendations by the American Heart Association. JAMA 1997;277:1794- 1801.
- Venugopalan P, Worthing EA. Profilaxia da endocardite infecciosa em crianças. Hospital Medicine 1998;59:685-689.
- Khurana M, Martin MV. Ortodontia e Endocardite Infecciosa.Br J Orthodontics 1999;26:295-298.
- MacFarlane TW, Ferguson MM, Mulgrew CJ. Bacteriemia pós-extração: papel dos anti-sépticos e antibióticos. Br Dent J 1984;156:179-181.
- Brook I, Gober AE. Persistência de estreptococos beta-hemolíticos do grupo A em escovas de dentes e aparelhos ortodônticos amovíveis após tratamento de faringotonsilite. Arch Otolaryngol Head Neck Surg 1998;124: 993-995.
- Tong DC, Rothwell BR. Antibiotic prohylaxis in dentistry: a review and practice recommendations. JADA 2000;131:366-373.
- Erickson PR, Herzberg MC. Emergência de Streptococcus sanguis resistente a antibióticos na placa dentária de crianças após terapia antibiótica frequente. Pediatr Dent 1999;21:181-185.
- Peterson L. Antibiotic prophylaxis against wound infections in oral and maxillofacial surgery. J Oral Maxillofac Surg 1990;48:617-620.
- Tong DC, Rothwell BR. Antibiotic prohylaxis in dentistry: a review and practice recommendations. JADA 2000;131:366-373.
- Vinckier F, Gizani S, Declerck D. Cuidados dentários abrangentes para crianças com cáries galopantes sob anestesia geral. Int J Paediatr Dent2011;11:25-32.
- Holan G, Kadari A, Engelhard D, Chosack A. Elevação da temperatura em crianças após tratamento dentário sob anestesia geral com ou sem antibióticos profilácticos. Pediatr Dent 1993;15:99-103.
- Meechan JG. Patologia oral e cirurgia oral. Odontopediatria. Ed Welbury RR. Oxford University Press 1997:321-349.
- Peterson L. Princípios de gestão e prevenção de infecções odontogénicas. Contemporary oral and maxillofacial surgery. St. Louis, Missouri, 3ded Mosby- Year Book 1998.
- Roberts GJ, Holzel HS, Sury MRJ, Simmons NA, Gardner P, Longhurst P. Bacteremia dentária em crianças. Pediatr Cardiol 1997;18:24-27.
- Martin MV, Butterworth ML, Longman LP. Infective endocarditis and the dental practitioner: a review of 53 cases involving litigation. Br Dent J 1997;182:465- 468.
- Roberts GJ, Gardner P, Longhurst P, Black AE, Lucas VS. Intensidade da bacteriemia associada a procedimentos dentários conservadores em crianças. Br Dent J 2000;188:95-98.

- Khurana M. Martin MV. Ortodontia e Endocardite Infecciosa. Br J Orthodontics1999;26:295-298.
- Roberts GJ, Watts R, Longhurst P, Gardner P. Bacteremia de origem dentária e sensibilidade antimicrobiana após procedimentos cirúrgicos orais em crianças. Pediatr Dent 1999;20:28-36.
- Roberts GJ. Bacteraemia is the real culprit: A review and assessment of the evidence that dental surgical procedures are a principal cause of bacterial endocarditis in children. PediatrCardiol 1999:20:317-325.
- Strom BL, Abrutyn E, Berlin J. Dental and cardiac risk factors for infective endocarditis. Ann Intern Med 1998;129:761-769.
- Guntheroth WG. Qual a importância dos procedimentos dentários como causa de endocardite infecciosa? Am J Cardiol 1984;54:797-801.
- Yagiela JA, Dowd FJ, Neidle EA. Pharmacology and Therapeutics for Dentistry (Farmacologia e Terapêutica para Medicina Dentária). 5ª ed., St. St. Louis, Mo: Mosby 2004.
- Dajani AS, Taubert KA, Wilson W. Prevention of bacterial endocarditis: recommendations by the American Heart Association. JAMA 1997;277:1794- 1801.
- Dajani AS, Taubert KA, Wilson W. Prevention of bacterial endocarditis: recommendations by the American Heart Association. JAMA 1997;277(22):1794-1801.
- Planells-del Pozo P, Barra-Soto MJ, Santa Eulalia-Troisfontaines E. Antibiotic prophylaxis in pediatric odontology. Med Oral Patol Oral Cir Bucal 2006;11:352-7.
- Wagner JG. Farmacocinética relevante de medicamentos antimicrobianos. Med Clin North Am 1974;58(3):479-492.
- Wagner JG. Farmacocinética relevante de medicamentos antimicrobianos. Med Clin North Am 1974;58(3):479-492.
- Bear SE. Bacteriologia cirúrgica, em Textbook of Oral Surgery, 4a ed., Ed. Ed. Kruger, GO. St Louis: CV Mosby Co 1974:144-169.
- Holroyd SV, Requa-George B. Antimicrobial agents, in clinical pharmacology in dental practice. 2ª ed. St. Louis: CV Mosby Col 1978:194-220.
- McCallum CA. Agentes antimicrobianos, em pedodontia clínica. 4ª ed. Finn SI. Philadelphia: WB Saunders Co 1973:430-453.
- Turner JE, Moore DW, Shaw BC. The prevalence and antibiotic susceptibility of organisms isolated from acute soft-tissue abscesses secondary to dental caries. Oral Surg 1975;39:848-857.
- Smith HH, Schuman NJ. Antibioticoterapia em Odontopediatria II. Tratamento da infeção oral e gestão da doença sistémica. Odontopediatria 1983;5(1):45-50.

- Babu KL, Doddamani M, Naik LR Jagadeesh KN. Medicamentos líquidos pediátricos São cariogénicos? Um estudo in vitro. J Int Soc Prev Community Dent 2014;4(2):108-112.
- Kaplan EL. Prevenção da endocardite bacteriana. Circulation 1977;56(1):139- 143.
- Weinstein L. Antimicrobial therapy: the state of the art (Terapia antimicrobiana: o estado da arte). Tufts Health Sci News 1979;3:1-6.
- Peedikayil FC. Antibióticos: utilização e utilização incorrecta em odontopediatria. J Indian Soc Pedod Prev Dent 2011;29(4):282-287.
- Dailey YM, Martin MV. Os antibióticos estão a ser utilizados adequadamente no tratamento dentário de emergência? Br Dent J 2001;191(7):391-393.
- Peterson L. Princípios de gestão e prevenção de infecções odontogénicas. Contemporary oral and maxillofacial surgery.3rd ed. St. Louis, Missouri.Mosby-Year Book, Inc 1998.
- Walker C. Antimicrobial agents and chemotherapy.Contemporary oral microbiology and immunology. Mosby Year Book, St. Louis, Missouri 1992.
- Dodson TB, Perrott DH, Kaban L.B. Infecções maxilofaciais pediátricas: Um estudo retrospetivo de 113 pacientes. J Oral Maxillo fac Surg 1989;47:327-330.
- Peterson L. Princípios de gestão e prevenção de infecções odontogénicas. Contemporary oral and maxillofacial surgery.3rd ed. St. Louis, Missouri. Mosby-Year Book, Inc 1998.
- Schröder U. Pedodonti cendodontics. Odontopediatria - uma abordagem clínica. 1.ª ed. Copenhaga. Munksgaard 2001.
- Sae-Lim V, Wand CY, Trope M. Effect of systemic tetracycline and amoxicillin on inflammatory root resorption of replanted dogs' teeth. Endod Dent Traumatol 1998;14:216-20.
- Van Winkelhoff, Rams TE, Slots J. Terapia antibiótica sistémica em periodontia. Periodontologia 1996;10:45-78.
- Ellen RD, McCulloch CAG. Evidência versus empirismo: utilização racional de agentes antimicrobianos sistémicos para o tratamento da periodontite. Periodontologia 1996;10:29-44.
- Norrby SR. Eficácia e segurança do tratamento com antibióticos em relação ao tempo de tratamento. Scand J Infect Dis 1991;74:262-269.
- Pallasch TJ. Princípios farmacocinéticos da terapia antimicrobiana. Periodontologia 1996;10:5-11.
- Leitman PS. Pharmacokinetics of antimicrobial agents. Princípios e prática das doenças infecciosas. 3ª edição. Nova Iorque, Churchill Livingstone 1990.

- Peterson LJ. Antibiotics for oral and maxillofacial infections (Antibióticos para infecções orais e maxilofaciais). Antibiotics/Antimicrobial use in Dental practice. St. Louis, Mosby 1990:159- 171.
- Dailey YM, Martin MV. Os antibióticos estão a ser utilizados adequadamente no tratamento dentário de emergência? Br Dent J 2001;191:391-393.
- Planells-del Pozo P, Barra-Soto MJ, Santa Eulalia-Troisfontaines E. Profilaxia antibiótica em odontologia pediátrica. Uma atualização. Med Oral Patol Oral Cir Bucal 2006;11:352-357.
- Walton RE, Zerr M, Peterson L. Antibióticos em medicina dentária - uma bênção ou uma desgraça? Boletim Informativo da APUA 1997;1:15.
- Delaney JE, Keels MA. Patologia oral pediátrica: Tecidos moles e condições periodontais. PediatrClin North Am 2000;47:1125-1147.
- Madugula KS, Kasipathi MR. Utilização de antibióticos e antimicrobianos no tratamento da infeção pulpar. Dentistry Today 2010;29(1):102-107.
- Lothian Primary Care NHS Trust. Uma auditoria dos padrões de prescrição de antibióticos em consultórios dentários gerais.
- RW de danos. É seguro tomar antibióticos durante a gravidez? Disponível em: www.mayoclinic.com/health/antibiotics-andpregnancy/AN01145.
- Babu KL, Doddamani M, Naik LR Jagadeesh KN. Medicamentos líquidos pediátricos: São cariogénicos? Um estudo in vitro. J IntSocPrev Community Dent 2014;4(2):108-112.
- Hooley JR, Peterson WM. Gestão dentária do paciente com insuficiência renal a ser tratado com hemodiálise. Oral Surg 1969;28(5):660-665.
- Academia Americana de Odontopediatria. Diretrizes sobre a utilização de terapia antibiótica em pacientes dentários pediátricos. Chicago (IL). Academia Americana de Odontopediatria 2009.
- Walton RE, Zerr M, Peterson L. Antibióticos em medicina dentária - uma bênção ou uma desgraça? Boletim Informativo da APUA 1997;1:15.
- Johnson BS. Infeção oral: Princípios e prática da terapia antibiótica. Infect Dis Clin North Am 1999;134:851-70.
- Maestre Vera JR. Opções de tratamento na infeção odontogénica. Med Oral Patol Oral Cir Bucal 2004:9:19-31.
- Dahlen G, Moller AJ. Microbiologia das Infecções Endodônticas. Contemporary Oral Microbiology and Immunology. St. Louis, MO: Mosby; 1992:458.
- Brook I. Microbiologia e tratamento de infecções endodônticas em crianças. J Pediatr Dent 2003;28:13-8.

- Siqueira Junior JF. Etiologia do insucesso do tratamento de canal: Por que dentes bem tratados podem falhar. IntEndod 2001;34:1-10.
- Walton RE, Zerr M, Peterson L. Antibióticos em medicina dentária - uma bênção ou uma desgraça? Boletim Informativo da APUA 1997;1:15.
- Johnson BS. Infeção oral: Princípios e prática da terapia antibiótica. Infect Dis Clin North Am 1999;134:851-870.
- Maestre Vera JR. Opções de tratamento na infeção odontogénica. Med Oral Patol Oral Cir Bucal 2004;9:19-31.
- Dailey YM, Martin MV. Os antibióticos estão a ser utilizados adequadamente no tratamento dentário de emergência? Br Dent J 2001;191:391-3.
- Dodson TB, Perrott DH, Kaban LB. Infecções maxilofaciais pediátricas: Um estudo retrospetivo de 113 pacientes. J Oral Maxillofac Surg 1989;47:327-30.
- Peterson L. Princípios de gestão e prevenção de infecções odontogénicas. Em: Peterson L, Ellis E, Hupp JR, Tucker MR, editores. Contemporary oral and maxillofacial surgery. 3ª ed. St. Louis, Missouri: Mosby-Year Book, Inc 1998.
- Dahlen G, Moller AJ. Microbiologia das Infecções Endodônticas. Microbiologia e Imunologia Oral Contemporânea. St. Louis, MO: Mosby 1992:458.
- Planells-del Pozo P, Barra-Soto MJ, Santa Eulalia-Troisfontaines E. Profilaxia antibiótica em odontologia pediátrica. Uma atualização. Med Oral Patol Oral Cir Bucal 2006;11:352-357.
- Sae-Lim V, Wand CY, Trope M. Effect of systemic tetracycline and amoxicillin on inflammatory root resorption ofreplanted dogs' teeth. Endod Dent Traumatol 1998;14:216-220.
- Planells-del Pozo P, Barra-Soto MJ, Santa Eulalia-Troisfontaines E. Antibiotic prophylaxis in pediatric odontology. Med Oral Patol Oral Cir Bucal 2006;11:352-357.
- Academia Americana de Odontopediatria. Diretrizes sobre a utilização de terapia antibiótica em pacientes dentários pediátricos. Chicago. Academia Americana de Odontopediatria 2009.
- Trope M. Tratamento do dente avulsionado. Pediatr Dent 2000;22(2):145-147.
- Sanders B, Sanger RG. Infecções em cirurgia pediátrica oral e maxilofacial editor. St Louis: CV Mosby Co 1979:182-220.
- Parfitt GJ. Doença periodontal em crianças, em pedodontia clínica. 4ª ed., Finn SB. Finn SB Philadelphia: WB Saunders 1973:286-308.
- Urso PN, Benjamin SB. Lesões agudas que afectam a gengiva e a mucosa oral, na doença periodontal em crianças e adolescentes. Philadelphia: JB Lippincott Co 1974:37-55.

- McDonald RE, Avery DR. Gengivite e doença periodontal. Dentistry for the Child and Adolescent. 3ª ed. St Louis: CV Mosby Co 1978:230-264.
- Smith HH, Schuman NJ. Antibioticoterapia em Odontopediatria II. Tratamento da infeção oral e gestão da doença sistémica. Odontopediatria 1983;5(1):45-50.
- McDonald RE, Avery DR. Erupção dos dentes: factores locais, sistémicos e congénitos que influenciam o processo, em Dentistry for the Child and Adolescent. 3ª ed. St Louis: CVMosby Co 1978:70-93.
- Kaplan EL. Prevenção da endocardite bacteriana. Circulation 1977;56(1):139-143.
- Delaney JE, Keels MA. Patologia oral pediátrica: Tecidos moles e condições periodontais. Pediatr Clin North Am 2000;47(5):1125-1147.
- Losk JD, Gyuro J. Pediatric intramuscular Injections; do you the procedure and complications? Pediatr Emerg Care 1992;8(2):79-81.
- Dailey YM, Martin MV. Os antibióticos estão a ser utilizados adequadamente no tratamento dentário de emergência? Br Dent J 2001;191(7):391-393.
- Alaluusua S, Veerkamp J, Declerck D. Documento de política para a utilização de antibióticos em dentisteria pediátrica. EAPD 2010;11(2):75-81.
- Tong DC, Rothwell BR. Antibiotic prohylaxis in dentistry: a review and practice recommendations. JADA 2000;131(3):366-373.
- Pallasch T. Antibiotic prophylaxis: the clinical significance of its recent evolution. Calif Dent Assoc 1997;25(9):619-632.
- Academia de Medicina Dentária Geral. Revisto em dezembro de 2012.
- Peterson L. Princípios de gestão e prevenção de infecções odontogénicas. Contemporary oral and maxillofacial surgery. 3ª ed. St. Louis, Missouri: Mosby-Year Book, Inc. 1998.
- Johnson BS. Infeção oral: Princípios e prática da terapia antibiótica. Infect Dis Clin North Am 1999;134:851-70.
- Jay AA, Michael WR. Antimicrobianos. Pinkham's Pediatric Dentistry infancy through Adolescence. 1994;2:116-119.
- Finn SB, Charles McCallum. Agentes antimicrobianos. Pedodontia Clínica 1995;(19):430-433.
- Pallasch TJ. Global antibiotic resistance and its impact on the dental community (Resistência global aos antibióticos e seu impacto na comunidade dentária). Calif Dent Assn J 2000;28(3):215-217.
- Kunin CM. Antibiotic Armageddon: resposta editorial. ClinInfec Dis 1997;25: 240-241.

- Pallasch TJ, Global antibiotic resistance and its impact on the dental community (Resistência global aos antibióticos e seu impacto na comunidade dentária). J Calif Dent Asso2000:28:215-233.
- Spratt BG. Antibiotic resistance: counting the cost. Curr Biol 1996;6:1219- 1221.
- Cleveland JL, Kohn WC. Resistência antimicrobiana e cuidados dentários: uma perspetiva do CDC. Dent Abstr1998;43:108-110.
- Palmer NO, Martin MV, Pealing R. An Analysis of antibiotic prescriptions from general dentist practitioners in England (Análise das prescrições de antibióticos dos dentistas generalistas em Inglaterra). J Antimicrob Chemother 2000;46:1033-1035.
- Martin MV, Longman LP, Hill JB. Infecções dentoalveolares agudas: uma investigação da duração da terapia antibiótica. Br Dent J 1997;183:135-137, 1997.
- 186. Johnson BS. Infeção oral: Princípios e prática da terapia antibiótica. Infect Dis Clin North Am 1999;134:851-70.
- 187. Jay AA, Michael WR. Antimicrobials. Pinkham's Pediatric Dentistry infancy through Adolescence. 1994;2:116-119.
- 188. Finn SB, Charles McCallum. Agentes antimicrobianos. Clinical Pedodontics 1995;(19):430-433.
- 189. Pallasch TJ. Global antibiotic resistance and its impact on the dental community (Resistência global aos antibióticos e seu impacto na comunidade dentária). Calif Dent Assn J 2000;28(3):215-217.
- 190. Kunin CM. Antibiotic Armageddon: resposta editorial. ClinInfec Dis 1997;25: 240-241.
- 191. Pallasch TJ, Global antibiotic resistance and its impact on the dental community (Resistência global aos antibióticos e seu impacto na comunidade dentária). J Calif Dent Asso2000:28:215-233.
- 192. Spratt BG. Antibiotic resistance: counting the cost. Curr Biol 1996;6:1219- 1221.
- 193. Cleveland JL, Kohn WC. Resistência antimicrobiana e cuidados dentários: uma perspetiva do CDC. Dent Abstr1998;43:108-110.
- 194. Palmer NO, Martin MV, Pealing R. An Analysis of antibiotic prescriptions from general dentist practitioners in England (Análise das prescrições de antibióticos dos médicos dentistas gerais em Inglaterra). J Antimicrob Chemother 2000;46:1033-1035.
- Martin MV, Longman LP, Hill JB. Infecções dentoalveolares agudas: uma investigação da duração da terapia antibiótica. Br Dent J 1997;183:135-137, 1997.

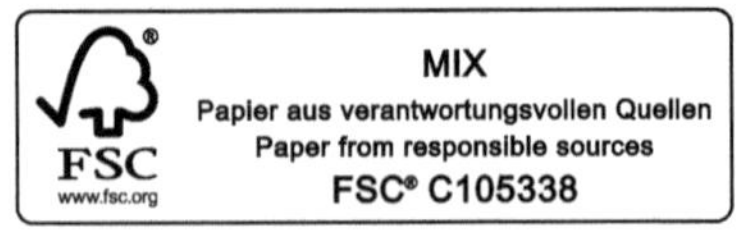

Printed by Books on Demand GmbH, Norderstedt / Germany